Teebaumöl

Die 90 besten Rezepturen mit dem Öl des australischen Wunderbaums

Zur Behandlung von Abszess
bis Zahnfleischentzündung
Für die Pflege von Haut
und Haaren

W0086148

Südwest *kompakt*

Inhalt

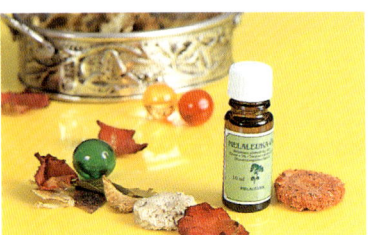

*Das vielsei-
tige Heil-
mittel vom
fünften
Kontinent.*

Natürlich heilen mit Teebaumöl

In einer Zeit, in der die Harmonisierung von Körper, Geist und Seele bei der Behandlung von Krankheiten immer mehr an Bedeutung gewinnt, richtet sich die Aufmerksamkeit zunehmend auch auf natürliche Heilmethoden. Anders als die Schulmedizin, die in erster Linie auf eine Linderung der Symptome zielt, geht es der Naturmedizin darum, den gesamten Organismus auf sanftem Wege ins Gleichgewicht bringen.

Ersatz für Medikamente

Demgegenüber gibt es auch viele künstlich hergestellte Medikamente, die eine Erkrankung zwar erfolgreich bekämpfen, jedoch nicht immer gut verträglich sind. Ein gutes Beispiel ist das Antibiotikum: Obwohl das vielfach gepriesene »Wundermittel« in Bezug auf Infektionskrankheiten in seiner Wirkung immer noch unübertroffen ist, kann es, gerade, wenn es über einen längeren Zeitraum hinweg eingenommen wird, starke Nebenwirkungen hervorrufen. Zudem sind Antibiotika primär bei bakteriellen Infektionen, kaum bei Virus- und in keinem Fall bei Pilzerkrankungen hilfreich. So wirken Antibiotika auch fast nie bei Erkältungskrankheiten, denn über 90 Prozent ihrer Krankheitserreger sind Viren. Der therapeutische Nutzen von Antibiotika ist nur dann wirklich gewährleistet, wenn die Ursache der Krankheit und die Art der Krankheitserreger endeutig geklärt ist. Eines der Naturheilmittel, dessen Wirksamkeit vor allem bei Erkältungen unbestritten ist, ist das Teebaumöl. Aber auch bei Hautleiden und -verletzungen sowie bei zahlreichen anderen Erkrankungen hat sich das Öl seit Generationen bewährt. Anders als alle anderen Präparate bekämpft Teebaumöl nämlich Bakterien, Viren und Pilze gleichermaßen.

Heilen ohne Nebenwirkung

Wegen seiner antiseptischen und entzündungshemmenden Wirkstoffe kann es in der Medizin universell eingesetzt werden. Weil das Teebaumöl außerdem besonders Gewebe schonend und nicht toxisch (giftig) ist, wird es bei äußerlicher Anwendung sehr gut vertragen und ruft praktisch keine Nebenwirkungen hervor. Um so erstaunlicher ist es, dass Teebaumöl so viele Jahre in Vergessenheit geraten war. Doch inzwischen bescheinigen sowohl die Naturmediziner als auch die aufgeschlossenen Schulmediziner dem Teebaumöl inzwischen eine große Zukunft.

Zur Geschichte des Teebaumöls

Teebaumöl hat eine lange Tradition: Vermutlich schon vor mehreren tausend Jahren entdeckten die Ureinwohner Australiens, die Aborigines, das ätherische Öl, mit dem sie fortan die unterschiedlichsten Krankheiten und Verwundungen erfolgreich behandelten. Auch heute noch wird das Teebaumöl aus den Blättern des Melaleuca alternifolia gewonnen, einer strauchähnlichen Pflanzenart, die nur in bestimmten Regionen Australiens zu finden ist und zur Familie der Myrtengewächse gehört.

Dem Entdecker Australiens, James Cook, und dem Botaniker Sir Joseph Banks ist es zu verdanken, dass das Teebaumöl nach 1770 auch in Europa bekannt wurde. Auf ihren monatelangen Expeditionen sammelten sie die aromatisch duftenden Blätter des Teebaums, brauten zunächst Bier damit und brachten sie schließlich in die englischen Labors, wo das Teebaumöl zum ersten Mal wissenschaftlich erforscht wurde. Doch erst 1925 konnte der Chemiker Dr. Arthur R. Penfold die herausragenden medizinischen Eigenschaften des Teebaumöls nachweisen, die es bis heute zum absoluten Spitzenreiter unter den Naturheilmitteln machen.

Anwendungen des Teebaumöls heute

Heute gibt es in Australien viele große Plantagen und immer mehr Unternehmen, die Teebaumöl produzieren und in die ganze Welt exportieren. Teebaumöl wird inzwischen in den unterschiedlichsten Konzentrationen hergestellt. Außerdem gibt es eine Reihe von sogenannten Sidelineprodukten, bei denen der Teebaumölanteil – je nach therapeutischer Anwendung – teilweise beträchtlich variiert. Ob antiseptische Cremes, Seifen, Shampoos, Zahnpasten, Deodorants oder Duschgels – als Universalmittel für die sanfte Behandlung der vielfältigsten Symptome hat sich das Teebaumöl in jeder Form bewährt.

Warum ist das Teebaumöl so wirksam?

Auch wenn seine Heilkraft unbestritten ist – weshalb Teebaumöl gleichermaßen sowohl gegen Bakterien als auch gegen Viren und Pilze wirkt, ist noch nicht endgültig wissenschaftlich erforscht. Allem Anschein nach ist jedoch die synergetische Wirkung der über 100 organischen Verbindungen des Teebaumöls für die außerordentlich keimtötenden und heilungsfördernden Eigenschaften dieser Pflanze verantwortlich.

D.h.: Allein die richtige Konzentration und die Kombination der einzelnen Inhaltsstoffe des Teebaumöls sind letztendlich für seine eigentliche Effektivität entscheidend.

Zwei besondere Substanzen

Terpinen-4-ol und Cineol – das sind die beiden »Wunderstoffe«, denen das Teebaumöl vor allem seinen therapeutischen Nutzen verdankt. Dabei sollte Terpinen-4-ol mindestens 30 Prozent, Cineol nicht mehr als fünf Prozent des ätherischen Öls ausmachen – erst dann kann man von einem qualitativ hochwertigen Teebaumöl sprechen.

Terpinen-4-ol bei Hauterkrankungen

Terpinen-4-ol hat eine besondere Heilwirkung: Besonders bei Hauterkrankungen und -verletzungen wirkt es entzündungshemmend und fördert die Genesung. Terpene sind ungesättigte Kohlenwasserstoffe, die durch Extraktion aus Blüten, Blättern und anderen Pflanzenteilen isoliert werden. Wegen ihres angenehmen Geruchs werden sie gern als Duftstoffe verwendet.

Cineol bei Erkältungen

Cineol oder Eukalyptol, wie die ätherische Substanz auch genannt

wird, ist ebenso in Eukalyptus- wie in Teebaumblättern enthalten; es kommt aber auch in Ingwer oder Lavendel vor.

Cineol ist bei Erkältungskrankheiten besonders empfehlenswert. In Konzentrationen über 15 Prozent kann es jedoch Reizungen der Schleimhäute und Haut hervorrufen.

Auf diese Kriterien kommt es an

Insgesamt muss das hochwertige Teebaumöl 48 Inhaltsstoffe aufweisen, die von einem Fachgremium genau festgelegt wurden.

Grundsätzlich gilt: Für den Therapieeffekt ist der Terpinen-4-ol-Gehalt entscheidend. Je höher er ist, wobei er am besten zwischen 35 und 45 Prozent liegt, desto größer ist die therapeutische Wirkung des Teebaumöls. Cineol ist die zweitwichtigste Ölsubstanz des Teebaumöls. Abgesehen davon, dass es bei Erkältungen sehr hilfreich ist, hat es die ungewöhnliche Fähigkeit, in die Haut einzudringen.

Aber Vorsicht: Konzentrationen über 15 Prozent können die Haut schädigen!

Physikalische Merkmale des echten Öls

● Farbe: Teebaumöl ist von farbloser bis hellgelber Farbe, weshalb es von anderen ätherischen

Ölen auf den ersten Blick kaum zu unterscheiden ist.

● Duft: Sein ganz spezifischer Geruch, der noch am ehesten mit dem Duft einer Muskatnuss oder Bitterorange zu vergleichen ist, lässt zweifelsfrei erkennen, dass es sich um Teebaumöl handelt. Weil die Duftnote von Teebaumöl eher streng als lieblich ist, bedarf es bei den ersten Anwendungen vielleicht zunächst einer gewissen Gewöhnung. Das sollte aber für Sie kein Grund sein, sich abschrecken zu lassen!

Emulsionen mit reinem Teebaumöl

Teebaumöl ist alkohol-, aber nicht wasserlöslich. Dieser Aspekt ist wichtig, wenn man Teebaumöl mit anderen wasserhaltigen Lösungen mischen möchte. So sollte man beispielsweise für Mund- und Vaginalspülungen auf einen Lösungsvermittler zurückgreifen: In lauwarmer Milch oder auch in Sahne lässt sich Teebaumöl gut emulgieren. Dabei darf die Mischung allerdings nicht über 30 °C erhitzt werden. Nachdem die Emulsion wieder erkaltet ist, wird sie in das lauwarme Wasser gegeben und kurz verrührt.

Emulsionen sollten sofort verbraucht werden, weil ihre Haltbarkeit nur von sehr kurzer Dauer ist. Inzwischen gibt es allerdings auch wasserlösliches Teebaumöl auf dem Markt, das man somit speziell für Teebaumölspülungen einsetzen kann.

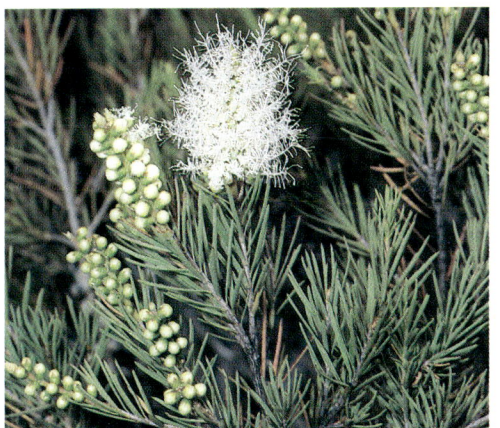

Die Aborigines geben ihr Wissen um die Kräfte des Teebaumes von Generation zu Generation weiter.

Teebaumölmischungen mit pflanzlichen Ölen

Was die Mischung mit pflanzlichen Ölen betrifft, so hat sich das Teebaumöl – neben seiner medizinischen Bedeutung – auch als Pflegepräparat besonders bewährt. Teebaumöl eignet sich hervorragend dazu, mit anderen Ölen gemischt zu werden, die man beispielsweise als Körperöl zur täglichen Pflege oder zur Massage einsetzt. Bei der Wahl des geeigneten Pflanzenöls sollte man allerdings immer dessen spezifische Eigenschaften beachten, da nicht jedes Pflanzenöl für jeden Hauttyp geeignet ist. Avocado- oder Weizenkeimöl hat sich z. B. gut bei trockener Haut bewährt. Mandelöl ist dagegen vor allem bei empfindlicher Haut hilfreich. Deshalb setzt man dieses Pflanzenöl auch bevorzugt bei der Babypflege ein. Auch das gut verträgliche Jojobaöl ist wegen seiner emulgierenden Eigenschaften zum Mischen mit Teebaumöl besonders empfehlenswert.

Praktische Hinweise für den Kauf von Teebaumöl

● Auf dem Flaschenaufkleber sollte grundsätzlich der botanische Name Melaleuca alternifolia angegeben sein. Nur so können Sie sicher sein, dass Sie das »echte« Teebaumöl erworben haben.

● Achten Sie immer darauf, dass Sie nur 100 Prozent naturbelassenes Teebaumöl kaufen! Bei Teebaumölmischungen sollte der reine Teebaumölanteil mindestens 15 Prozent betragen.

● Lesen Sie sorgfältig den Beipackzettel von Zahnpasten, Cremes usw., um sicherzustellen, dass alle wichtigen Wirkstoffe im Teebaumöl Ihrer Wahl enthalten sind. Fehlt der Beipackzettel, sollten Sie auf den Kauf dieses Produkts lieber ganz verzichten.

● Meiden Sie Billiganbieter, denn auch für das Teebaumöl gilt: Qualität hat ihren Preis. Preisgünstige Teebaumöle sind häufig stark versetzt und in ihrer Wirkung eingeschränkt.

Die richtige Anwendung von Teebaumöl

Es kommt nur selten vor, dass Menschen mit einer Unverträglichkeit auf Teebaumöl reagieren. Doch auch wenn Teebaumöl ein ganz besonders sanft wirkendes Naturheilmittel ist, das weder giftig ist noch die Haut reizt, sollten es empfindliche Menschen oder Allergiker nicht völlig bedenkenlos anwenden. Mit einem einfachen Hauttest können Sie herausfinden, ob die Anwendung von Teebaumöl für Sie geeignet ist: Träufeln Sie einen Tropfen reines

Teebaumöl auf den Handrücken oder in die Armbeuge, und lassen Sie es eine Stunde einwirken. Wenn Hautreizungen oder Kreislaufstörungen auftreten, sollten Sie das Teebaumöl sofort mit viel kaltem Wasser wieder abspülen und es in Zukunft nur verdünnt, also mit Wasser oder Pflanzenöl, gebrauchen.

Nur äußerlich anwenden

Überhaupt sollte Teebaumöl ausschließlich äußerlich angewendet werden, also niemals eingenommen werden! Eine innere Anwendung bedarf der ärztlichen Kontrolle. Teebaumöl darf nie in Kontakt mit den Augen kommen.

Wenn Sie trotzdem etwas Teebaumöl in die Augen bekommen haben, sollten Sie diese sofort mit klarem Wasser ausspülen.

Vor allem während der Schwangerschaft, für Kinder unter 18 Monaten und für Menschen mit Hautproblemen gilt:

Teebaumöl immer nur stark verdünnt anwenden – niemals pur! Sollte die Behandlung mit Teebaumöl nicht den gewünschten Erfolg bringen, oder verschlimmern sich die Symptome Ihrer Krankheit, sollten Sie unbedingt zum Arzt gehen.

Darüber hinaus sollten Sie beachten, dass Sie Teebaumöl nicht mehr verwenden, wenn die Flüssigkeit in der Flasche sedimentiert, trüb wird, sich stark gelb verfärbt oder einen scharfen oder ranzigen Geruch annimmt.

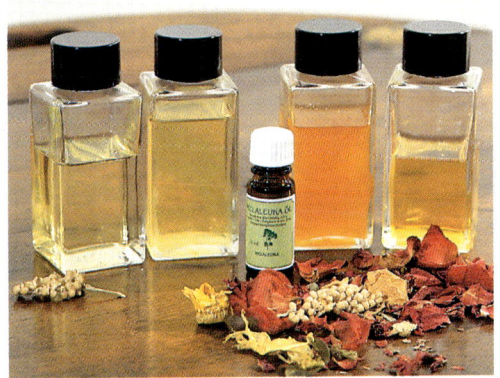

Mischt man Teebaumöl mit einem Pflanzenöl, so kann man sich sein Körperöl je nach Hauttyp selbst herstellen.

Abszesse

Was versteht man darunter?

Abszesse werden in der Regel durch Bakterien (z. B. Staphylokokken) hervorgerufen. Doch können auch Pilzerreger die Ursache sein. Abszesse treten häufig auf, wenn das Immunsystem des Körpers bereits durch Krankheiten oder psychische Dauerbelastungen geschwächt oder sogar gestört ist. Zudem lösen möglicherweise hormonelle Umstellungen, wie etwa während der Pubertät, der Schwangerschaft oder den Wechseljahren, eine plötzliche Neigung zu Hautveränderungen und Abszessen aus. Probleme dieser Art vergehen meistens, wenn sich der Hormonhaushalt wieder normalisiert hat.

Unser Tip

Grundsätzlich sollte man alle plötzlich auftretenden entzündlichen Prozesse der Haut als Warnsignale verstehen. So können sie wertvolle Hinweise auf bis dahin nicht erkannte krankhafte Störungen sein. Es ist deshalb ratsam, sich in solchen Fällen einer gründlichen ärztlichen Untersuchung zu unterziehen.

Akne

Was versteht man darunter?

Akne (Acne vulgaris) ist eine chronische Hauterkrankung, bei der die Haarfollikel durch Talg verstopft werden. In schweren Fällen bilden sich Abszesse, die meist mit einer starken Vernarbung einhergehen. Neben dem Gesicht können auch andere Körperstellen von Akne betroffen sein, wie z. B. der gesamte Rückenbereich. Die Entstehung von roten Aknepusteln ist offenbar häufig eine Folge von hormonellen Störungen. Man nimmt an, dass hierbei die vermehrte Bildung des Hormons Testosteron während der Pubertät eine wichtige Rolle spielt. Aus diesem Grund sind vorwiegend Jugendliche im Alter von 12 bis 20 Jahren von der Akne betroffen.

Unser Tip

Die intensive Reinigung und Pflege der betroffenen Hautstellen mit desinfizierenden Substanzen ist entscheidend für die nachhaltige Bekämpfung von Akne. Auch Sonnenbestrahlung kann – in Maßen – unter bestimmten Umständen hilfreich sein.

Abszesse behandeln mit Teebaumöl

Kompresse	Heiße, feuchte Umschläge beschleunigen die »Reifung« von Abszessen. Wringen Sie einen Waschlappen in warmem Wasser aus, und beträufeln Sie diesen mit einigen Tropfen Teebaumöl. Den Waschlappen legen Sie auf den Abszess und lassen ihn so lange darauf, bis der Waschlappen sich merklich abzukühlen beginnt. Wiederholen Sie den Vorgang mehrmals am Tag.
Warme Packung	Vermischen Sie etwas Heilerde (in der Apotheke erhältlich) mit einigen Tropfen Teebaumöl, und tragen Sie die Packung auf den Abszess auf.
Vollbad	Setzen Sie Ihrem Badewasser 8 bis 10 Tropfen reines Teebaumöl zu.

Akne behandeln mit Teebaumöl

Reinigung	Geben Sie 3 bis 4 Tropfen reines Teebaumöl in warmes Wasser, und waschen Sie Ihr Gesicht damit.
Gesichtswasser	Vermischen Sie 100 Milliliter destilliertes Wasser mit 25 Tropfen Teebaumöl. Füllen Sie die Flüssigkeit in eine dunkle Flasche, und schütteln Sie diese vor Gebrauch. Geben Sie ein paar Tropfen davon auf einen Wattebausch, und reiben Sie die entzündeten Hautregionen morgens und abends sanft ab.
Dampfbad	Nehmen Sie 3- bis 4-mal wöchentlich ein Gesichtsdampfbad, dem Sie 3 bis 4 Tropfen Teebaumöl beigeben. Legen Sie dafür ein Handtuch über Ihren Kopf und die Schüssel mit dampfend heißem Wasser. Das Dampfbad sollte 10 Minuten dauern.

Allergien

Was versteht man darunter?

Allergien sind Überreaktionen des Immunsystems, die durch den Kontakt mit verschiedenen Substanzen (Allergenen), ausgelöst werden. So reagieren anfällige Personen allergisch, wenn sie mit bestimmten chemischen Stoffen, mit Nahrungsmitteln, Medikamenten, tierischen Haut- oder Fellpartikeln, Hausstaub oder Pollen in Berührung kommen. Dabei können die Symptome ganz unterschiedlich ausgeprägt sein: Juckende Schwellungen und Ausschlag auf der Haut, Fließschnupfen und Asthma, Augenentzündungen sowie Auswirkungen auf den Magen-Darm-Trakt sind die häufigsten Begleiterscheinungen von Allergien.

Unser Tip

Für die Behandlung von Allergien haben sich besonders Antihistaminika bewährt. Sie lindern die Symptome und wirken beruhigend. Auch Desensibilisierungen sind erfolgreich. Dabei werden dem Patienten Allergenextrakte in steigenden Dosen eingespritzt, um den Organismus an die Stoffe zu gewöhnen. Vermeiden Sie möglichst den Kontakt mit Allergenen!

Arthritis

Was versteht man darunter?

Bei dieser Krankheit handelt es sich um eine chronische Entzündung eines bis mehrerer Gelenke: Schmerzen, Schwellungen und Steifheit sind untrügliche Symptome für Arthritis. Im fortgeschrittenen Stadium kann es zur Verformung und Unbeweglichkeit der von der Arthritis betroffenen Gelenke kommen. Die Ursachen für Arthritis können innere Erkrankungen, falsche Ernährung, mangelnde Bewegung oder Stress sein.

Unser Tip

Die meisten Medikamente können die Symptome zwar lindern, doch können sie die Arthritis nicht heilen. Zur Vorbeugung von Steifheit und Unbeweglichkeit empfiehlt sich deshalb ein gezieltes Bewegungstraining, das jedoch immer unter ärztlicher Aufsicht erfolgen und mindestens dreimal die Woche durchgeführt werden sollte. Halten Sie sich viel im Wasser auf! Der Aufenthalt im Wasser entlastet die Gelenke. Wer übergewichtig ist, sollte sein Gewicht reduzieren.

Allergien behandeln mit Teebaumöl

Dampfbad	Wenn die Atemwege betroffen sind, empfehlen sich Dampfbäder mit reinem Teebaumöl. Nehmen Sie 3- bis 4-mal wöchentlich ein Gesichtsdampfbad, dem Sie 3 bis 5 Tropfen reines Teebaumöl zusetzen.
Aromatherapie	Geben Sie einige Tropfen reines Teebaumöl in den Luftbefeuchter Ihrer Heizung, in eine Duftlampe oder in eine Schale mit heißem Wasser. Diese Maßnahme desinfiziert (z. B. in Bezug auf Hausstaubmilben) und macht die Luft rein und frisch.
Waschmittelzusatz	Bei der Handwäsche träufeln Sie bis zu 50 Tropfen Teebaumöl in ½ Liter warmes Wasser. Bei der Maschinenwäsche setzen Sie die gleiche Menge einem Flüssigwaschmittel zu, bevor Sie dieses in die Maschine geben. Beide Anwendungen wirken desinfizierend und töten Hausstaubmilben ab.

Arthritis behandeln mit Teebaumöl

Lotion	Mischen Sie ein Pflanzenöl (z. B. Avocado-, Mandel- oder Olivenöl mit reinem Teebaumöl; auf 100 Milliliter Pflanzenöl kommen 50 Tropfen Teebaumöl, auf 1 Esslöffel Pflanzenöl kommen 7 bis 8 Tropfen Teebaumöl. Wärmen Sie die Mixtur an, und reiben Sie die betroffenen Gelenke damit ein.
Direkte Anwendung	Bei starken Schmerzen empfiehlt sich auch die direkte Anwendung mit Teebaumöl. Tragen Sie ein paar Tropfen Teebaumöl sanft mit den Fingern auf.
Vollbad	Verwenden Sie Teebaumöl als Badezusatz: 8 bis 10 Tropfen genügen für ein Vollbad.

Asthma bronchiale

Was versteht man darunter?

Das Bronchialasthma wird dadurch verursacht, dass sich die Bronchien krampfartig verengen. Gleichzeitig schwillt die Bronchialschleimhaut an, und Schleim wird vermehrt gebildet. Bei Patienten von unter 40 Jahren wird das Asthma in 90 Prozent aller Fälle durch eine Allergie verursacht. Bei Patienten im Alter von über 40 Jahren entsteht es oft als Begleitung einer Lungenüberblähung (Emphysem) und anderer Lungenkrankheiten. Bronchien, Atemmuskeln und Allergien besitzen jedoch einen starken Bezug zur Psyche. Asthma gehört daher zu den psychosomatischen Krankheiten, asthmatische Anfälle treten unter seelischen Belastungen besonders häufig auf. Meist sind stoßartige Atemzüge, starke Einschränkung beim Ausatmen, Beklemmungen, Angstzustände und krampfartiger Husten die Symptome. Die Dauer eines Asthmaanfalls schwankt zwischen einigen Minuten und mehreren Stunden (selten auch mehrere Tage lang). Um den Ursachen dieser Krankheit in jedem einzelnen Fall auf die Spur zu kommen, sollten Sie bei Bronchialasthma unbedingt einen Arzt aufsuchen. Die Behandlungsmethoden sind bei Bronchialasthma vom Grad der Erkrankung abhängig.

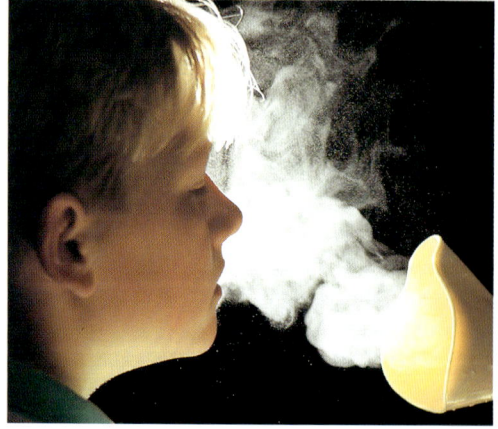

Beim Inhalieren ist es wichtig, dass nach dem Einatmen die Luft angehalten wird, damit das Teebaumöl seine Wirkung auf die Atemwege voll entfalten kann.

Asthma bronchiale behandeln mit Teebaumöl

Dampfbäder	Geben Sie 5 Tropfen reines Teebaumöl in eine Schüssel mit dampfend heißem Wasser, und nehmen Sie für 5 bis 10 Minuten ein Kopfdampfbad. Legen Sie ein Handtuch über Ihren Kopf und die Schüssel, und halten Sie dabei die Augen geschlossen, damit es nicht zu Augenreizungen kommt.
Aromatherapie	Verdampfen Sie in Ihrer Wohnung einige Tropfen reines Teebaumöl (Duftlampe, Luftbefeuchter der Heizung oder in kochendem Wasser). Oder geben Sie einige Tropfen Teebaumöl auf Ihr Kopfkissen. Auch ein mit etwas Teebaumöl beträufeltes Taschentuch, das Sie sich an die Nase halten, kann tagsüber helfen, die Atemnot zu lindern.
Direkte Anwendung	Verreiben Sie vor dem Schlafengehen einige Tropfen reines Teebaumöl auf der Brust. Die ätherischen Wirkstoffe befreien die Atemwege wohltuend.

Bei leichtem Asthma reichen häufig kurz wirksame Asthmasprays – sogenannte Beta-2-Antagonisten – aus, um den Patienten Linderung zu verschaffen. Bei mäßiggradigem Asthma bronchiale und schwerem Asthma sollten antientzündlich wirkende Glukokortikoidsprays, wenn nötig auch Theophyllinpräparate, angewendet werden. Dabei sollte man den Theophyllingehalt im Blut im Auge behalten, um unerwünschte Nebenwirkungen wie Herzrhythmusstörungen, Übelkeit, Erbrechen, zu vermeiden.

Vor allem zur Kontrolle nächtlicher Asthmaanfälle werden langzeitwirksame Theophyllinpräparate eingesetzt.

Unser Tip

Als Ergänzung zu einer Asthmatherapie kann man täglich zwei bis drei Tassen Tee aus Isländisch Moos trinken. Kochen Sie einen Teelöffel Isländisch Moos mit einer Tasse Wasser, und lassen Sie es zehn Minuten ziehen; inhalieren Sie während des Trinkens.

Blasen-entzündung

Was versteht man darunter?

Auslöser für eine Entzündung der Harnblasenschleimhaut ist meistens eine bakterielle Infektion. Frauen leiden besonders häufig unter einer Harnblasenentzündung, weil ihre Harnröhre kürzer ist als bei Männern und die Bakterien auf diese Weise schneller über die Harnröhre in die Blase aufsteigen können. Hauptsymptom ist ein häufiger Harndrang, der in der Regel von einem stechenden oder brennenden Schmerz begleitet wird. Manchmal enthält der Harn auch etwas Blut. Außerdem können sich Fieber und stechende bzw. krampfartige Beschwerden im Unterbauch einstellen. Mit Hilfe der mikroskopischen Untersuchung einer Urinprobe kann die Entzündung schnell erkannt werden.

Unser Tip

Trinken Sie so viel wie möglich, damit die Bakterien aus der Harnblase rasch und vollständig ausgeschwemmt werden und dem Körper Flüssigkeit zugeführt wird.

Bluterguss

Was versteht man darunter?

Auch wenn Blutergüsse (Hämatome) – je nach Größe, Schwellung und Verfärbung – bisweilen ziemlich gefährlich aussehen, so sind sie doch eher harmlos. Blutergüsse oder »blaue Flecken« werden meistens durch Gewalteinwirkung von außen verursacht. Der Bluterguss zeigt eine Blutung unterhalb des Hautgewebes an. Manchmal wird er erst nach einigen Stunden oder Tagen sichtbar. Das weist darauf hin, dass die Verletzung sehr tief unten im Gewebe stattgefunden haben muss. Blutergüsse können sehr schmerzhaft sein und den normalen Bewegungsablauf beeinträchtigen. Es kann mehrere Wochen dauern, bis sich die bläuliche bzw. später gelblich grünliche Verfärbung und die Schwellung zurückbilden.

Unser Tip

Nach Stößen, Schlägen und Stürzen sollten Sie die betroffene Stelle sofort mindestens 30 Minuten lang mit Eis oder kaltem Wasser kühlen, um den Schmerz zu lindern und Schwellungen zu vermeiden.

Blasenentzündung behandeln mit Teebaumöl

Sitzbad

1- bis 2-mal am Tag können Sie ein Sitzbad nehmen, das mindestens 10 Minuten, jedoch nicht länger als 15 Minuten dauern sollte. Geben Sie etwa 38 °C warmes Wasser in eine Schüssel, und träufeln Sie 6 bis 8 Tropfen reines Teebaumöl hinein.

Vollbad

Wenn stechende oder krampfartige Beschwerden im Unterleib zu den Begleitsymptomen gehören, wirken Vollbäder krampflösend und entspannend. Geben Sie dem Badewasser 8 bis 10 Tropfen Teebaumöl bei, und bleiben Sie 10 bis 15 Minuten entspannt im Wasser liegen. Wenn Sie erhöhte Temperatur haben, ist es ratsam, dass das Badewasser nicht heiß, sondern lauwarm ist. Außerdem sollte das Bad nicht länger als 5 Minuten dauern.

Bluterguss behandeln mit Teebaumöl

Direkte Anwendung

Bestreichen Sie die blauen Flecken oder Prellungen mit einigen Tropfen reinem Teebaumöl. Wiederholen Sie die Behandlung 2 Tage lang ungefähr alle 6 bis 8 Stunden, danach etwa 2- bis 3-mal täglich, bis die Schwellung verschwunden ist. Teebaumöl unterstützt den Heilungsprozess bei Entzündungen und baut das Zellgewebe wieder auf.

Kompresse

Wringen Sie einen Waschlappen, ein Geschirr- oder ein Leinentuch in kaltem Wasser aus, und beträufeln Sie diese mit einigen Tropfen reinem Teebaumöl. Dann legen Sie die Kompresse für etwa 30 Minuten auf die verletzte Stelle. Kompressen mit Teebaumöl lindern Schmerzen und wirken außerdem bis in tiefer liegende Hautschichten.

Brandwunden

Was versteht man darunter?

Die Haut ist ein lebendes Gewebe, weshalb schon eine kurzzeitige Erhitzung über 49 °C ihre Zellen schädigt. Bei Verbrennungen unterscheidet man, je nach Schwere, zwischen drei Graden. Mit einem leichten Sonnenbrand hat man sich bereits eine Verbrennung ersten Grades zugezogen. Ab dem zweiten Grad ist mit Narbenbildung zu rechnen. Bei Verbrennungen dritten Grades stirbt das verbrannte Gewebe ab und muss möglicherweise durch eine Hauttransplantation ersetzt werden. Brandwunden können unerträgliche Schmerzen hervorrufen. Außerdem verliert der Verletzte bei größeren Verbrennungen viel Gewebeflüssigkeit. Dieser Flüssigkeitsverlust kann zu einem Schock führen.

Unser Tip

Kleinere Brandwunden sollten sofort unter fließend kaltes Wasser gehalten werden. Großflächige Verbrennungen darf man nur mit feuchten Tüchern kühlen. Bei schweren Verbrennungen müssen Sie einen Arzt aufsuchen.

Dermatitis

Was versteht man darunter?

Unter dem Begriff »Dermatitis« versteht man eine Hautentzündung, die meistens eine Reaktion auf äußere Einflüsse ist. Auch kann sie die Folge von Allergien sein. Schließlich können auch starke seelische Belastungen eine Dermatitis hervorrufen, die sich vorwiegend im Gesicht, auf der Kopfhaut oder auf Brust und Rücken bemerkbar macht. Viele Formen der Dermatitis werden auch Ekzeme genannt. Besonders häufig sind inzwischen die sogenannten Kontaktekzeme, bei denen die Haut auf Berührung mit einer bestimmten Substanz mit einem Ausschlag reagiert. Dabei können sich Schuppen oder Pusteln bilden, die stark jucken.

Unser Tip

Schon manches Ekzem ist am Ende einer Fastenkur verschwunden, denn Fasten entschlackt und reinigt den Körper. Drei Tage Fasten mit Gemüsesaft und Gemüsebouillon können hier schon Wunder bewirken!
Ebenfalls hilfreich ist eine Behandlung mit Eigenurin.

Brandwunden behandeln mit Teebaumöl

Direkte Anwendung	Kleinere Brandwunden ersten Grades reagieren sehr gut auf die Behandlung mit Teebaumöl. Doch sollten Sie weder Teebaumöl noch andere Hausmittel auf größere Brandwunden geben, bei denen Sie den Verdacht haben, dass es sich dabei um Verbrennungen zweiten oder dritten Grades handeln könnte. Für die direkte Anwendung mit Teebaumöl halten Sie die verbrannten Stellen zunächst für 5 bis 10 Minuten unter fließend kaltes Wasser, bis der Schmerz vergeht. Tragen Sie danach einige Tropfen reines Teebaumöl auf die Wunde auf. Diese Behandlung sollten Sie 3-mal täglich wiederholen, bis die Wunde verheilt ist. Teebaumöl mildert nicht nur das Ziehen, Brennen und Pochen von Brandwunden, es beugt auch einer möglichen Infektion vor.

Dermatitis behandeln mit Teebaumöl

Teebaumöl-produkte	Zur Linderung des Juckreizes und zur Förderung des Heilungsprozesses wird es gern als begleitende oder vorbeugende Maßnahme eingesetzt. Wer zu Dermatitis neigt, sollte sich deshalb angewöhnen, Teebaumölprodukte wie Teebaumölseife oder -creme (die Sie in der Apotheke erhalten) auch dann regelmäßig zu benutzen, wenn die akute Erkrankung der Haut vorüber ist.
Lotion	Vermischen Sie 50 Milliliter Oliven-, Mandel-, Jojoba- oder Avocadoöl mit etwa 30 Tropfen reinem Teebaumöl. Anschließend füllen Sie die Mixtur in eine dunkle Flasche, die Sie regelmäßig vor Gebrauch kräftig schütteln. Tragen Sie die Lotion täglich morgens und abends auf die Krankheitsherde auf.

Fieber

Was versteht man darunter?

Normalerweise beträgt die Körpertemperatur etwa 37,4 °C. Ab einer Temperatur von 38 °C spricht man von Fieber. Bei Erkältungen kann die Temperatur bis 38,5 °C steigen, bei Influenza liegt sie noch höher. Um hohes Fieber handelt es sich erst ab 40 °C. Spätestens dann sollte ein Arzt hinzugezogen werden. Auch wenn Fieber häufig als unangenehm empfunden wird – letztlich handelt es sich bei Fieber um eine normale Abwehrreaktion des Organismus, die anzeigt, dass er den Kampf gegen die Krankheitserreger aufgenommen hat. So schädigt die erhöhte Körpertemperatur Bakterien und Viren entweder direkt oder macht sie zumindest empfindlicher gegen die körpereigenen Abwehrstoffe. Deshalb sollte man davon absehen, Fieber sofort mit Medikamenten zu unterdrücken. Eine Ausnahme bilden Kinder, die bereits einmal einen Fieberkrampf hatten oder ein Anfallsleiden haben. Wenn allerdings die Temperatur 39,5 °C übersteigt, muss das Fieber unbedingt gesenkt werden. Die fiebersenkenden Arzneimittel der klassischen Behandlung (Fieberzäpfchen, Tabletten etc.) wirken auf den zentralen Temperaturfühler des Körpers und senken seinen zu hoch eingestellten Sollwert. Dieser Temperaturfühler

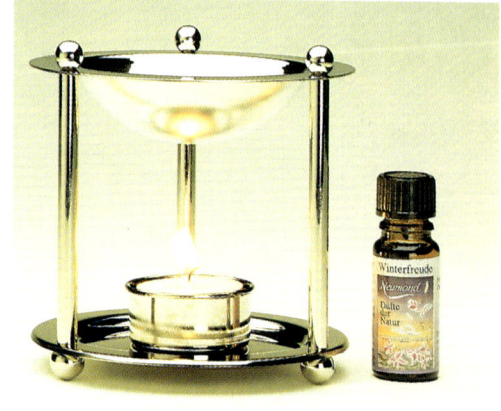

Auch eine Aromatherapie mit Teebaumöl trägt bei Fieber zur Genesung bei.

Fieber behandeln mit Teebaumöl	
Fußbad	Gleich zu Beginn des Fiebers ist ein Fußbad sehr empfehlenswert. Um Kreislaufprobleme zu vermeiden, sollte das Wasser allerdings zunächst Körpertemperatur haben. Die Wassertemperatur wird dann in den folgenden 10 Minuten durch Zugabe von heißem Wasser nach und nach erhöht. Bereits vor dem Zuführen des heißen Wassers geben Sie einige Tropfen reines Teebaumöl bei. Nach dem Fußbad sollten die Füße sichtbar gerötet (gut durchblutet) sein. Anschließend müssen Sie Ihre Füße gut abtrocknen. Danach sollten Sie am besten sofort zu Bett gehen.
Aromatherapie	Lassen Sie einige Tropfen Teebaumöl in einer Duftlampe, im Luftbefeuchter der Heizung oder in einem Schälchen mit sehr heißem Wasser im Krankenzimmer verdampfen.

befindet sich im Temperaturzentrum des Zwischenhirns.

Unser Tip

Wadenwickel, bei denen kalte nasse Tücher um den Unterschenkel gewickelt werden, senken das Fieber auf besonders schonende Weise. Wichtig: viel trinken, z.B. Thymian- oder Lindenblütentee. Ein lauwarmes Vollbad kann bei Fieber hilfreich sein. Dem Wasser fügen Sie acht bis zehn Tropfen reines Teebaumöl zu. Dabei sollte das Bad nicht länger als fünf Minuten dauern. Anschließend gehen Sie sofort ins Bett und decken sich gut zu. Besonders bei Patienten, die zu Kreislaufproblemen neigen oder sich durch das Fieber schon zu geschwächt fühlen, sind Waschungen dem Vollbad vorzuziehen. Dafür sollte der ganze Körper mit einem Waschlappen abgewaschen werden, der vorher in lauwarmes Wasser getaucht wurde, das einige Tropfen reines Teebaumöl enthält. Wichtig ist, dass keine Zugluft entsteht und der Patient nicht friert. Nach der Behandlung sollte der Patient sofort ins Bett gehen und sich gut zudecken.

Frostbeulen, Erfrierungen

Was versteht man darunter?

Unterkühlung führt zu Störungen der Funktionen im Körpergewebe. Bei lange anhaltender Abkühlung unter dem Gefrierpunkt kann es zum Gewebstod (Nekrose) kommen. Es sind aber nicht immer Frosttemperaturen, die zu Erfrierungen führen. Trockene Frosttage sind nicht so gefährlich wie nasskalte ohne starken Frost. Schnee dagegen bildet als schlechter Wärmeleiter einen guten Schutz vor Erfrierungen. Wie bei den Verbrennungen unterscheidet man bei Erfrierungen drei Grade.

Bei Erfrierungen ersten Grades wird die Haut zunächst blass, dann rot bis bläulich rot, später weiß und gefühllos; Anschwellungen sind möglich. Erfrierungen zweiten Grades zeigen sich in tiefroten bis violetten Verfärbungen der Haut und Blasenbildung. Bei Erfrierungen dritten Grades kommt es zum Absterben der erkrankten Hautstellen. Die Haut ist weiß und gefühllos. Es kann sogar eine Ohnmacht eintreten. Zur klassischen Behandlung bei Erfrierungen gehört, dass der Patient warm gehalten (nicht zu heiß) und gut durchblutet werden muss. Frostbeulen sind Gewebeschäden, die auf oberflächliche Erfrierungen zurückzuführen sind. Befallen werden besonders leicht

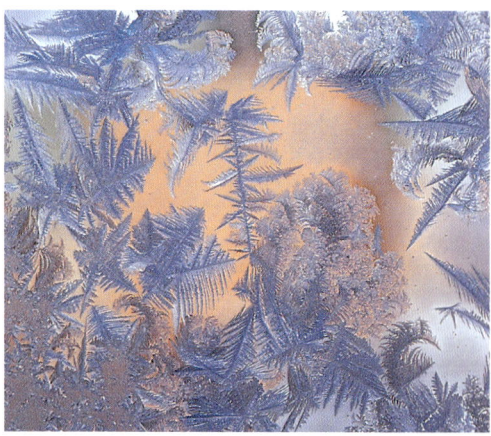

Wenn Sie unter Kreislaufstörungen leiden, sollten Sie längere Aufenthalte in der Kälte meiden, denn Sie sind anfälliger für Erfrierungen als andere Menschen.

Frostbeulen und Erfrierungen behandeln mit Teebaumöl	
Massage	Stellen Sie ein Massageöl aus Oliven-, Mandel- oder Avocadoöl (aus der Apotheke) und reinem Teebaumöl her (Mischungsverhältnis: 2 Tropfen Teebaumöl auf 1 Teelöffel Ölmischung). Massieren Sie damit täglich die betroffenen Stellen – dadurch wird die Durchblutung verbessert.
Direkte Anwendung	Tragen Sie einige Tropfen reines Teebaumöl auf die Frostbeulen auf.
Weitere Maß- nahmen bei Erfrierungen 1. Grades	Beginnen die Frostbeulen zu schmerzen, bringen im Winter kurze Abreibungen mit Schnee Erleichte- rung. Sie können auch etwas Zitronensaft auf die schmerzenden Stellen auftupfen.
Bei Erfrierungen 2. und 3. Grades	In jedem Fall sollte der Patient sofort von einem Arzt behandelt werden, weil hier die Gefahr grö- ßerer Schäden besteht.

die Füße, Unterschenkel und die unbedeckten Teile des Körpers. Die flachen, dunkelrot oder bläu- lich verfärbten Knoten sind schmerzhaft und leicht verletzlich. So können durch Reiben des Schuhs Geschwüre entstehen. Menschen mit gestörtem Kreis- lauf, Blutarme sowie Menschen, die wenig abgehärtet sind, zählen zu einer Gruppe, die anfällig für Er- frierungen sind. Enges Schuhwerk und zu leichte Kleidung fördern Frostschäden. Ganz besonders leicht kann es zu Erfrierungen bei feuchten Strümpfen und Schuhen

kommen. Hier werden selbst bei Temperaturen über dem Gefrier- punkt Erfrierungen und Geschwü- re an den Füßen beobachtet.

Unser Tip

Warmkalte Wechselbäder und -du- schen sind als prophylaktische An- wendung bei Frostbeulenempfind- lichkeit besonders gut geeignet, weil sie die Durchblutung fördern. Dazu sollten Sie Ihre Beine und Ar- me abwechselnd fünf Minuten in Wasser mit 37 °C, dann in Wasser mit 15 °C baden oder duschen.

Furunkel

Was versteht man darunter?

Von Furunkeln spricht man, wenn sich der Haarbalg entzündet hat. Bildet sich großflächig Eiter, so ist von Karbunkeln die Rede. Furunkel entstehen an Haarfollikeln von Körperstellen wie Genick, Gesäß, Achselhöhlen oder den Oberschenkelinnenflächen, also dort, wo man schwitzt oder die Haut durch Reibung sehr beansprucht wird. Wie bei der Neigung zu Abszessen spielt auch hier die Stabilität des Immunsystems eine Rolle: Wenn die Abwehrkräfte geschwächt sind, kann es zur vermehrten Bildung von Furunkeln kommen. Normalerweise benötigen Furunkel etwa zwei Wochen, um zu reifen. Dann gehen sie auf, und der infektiöse Eiter fließt ab.

Unser Tip

Stabilisieren Sie Ihr Immunsystem, indem Sie auf eine ausgewogene Vitamin-C-Versorgung achten. Auch die sogenannten Sonnenhuttropfen stärken die Abwehrkräfte. Sie erhalten sie in der Apotheke. Zu den Hauptlieferanten von Vitamin C zählen vor allem Zitrusfrüchte, schwarze Johannisbeeren, Kiwis, Paprika, Rosenkohl und Fenchel.

Fußpilz

Was versteht man darunter?

Auslöser für einen Fußpilz sind häufig Fadenpilze, die als Schmarotzer von Haut und Haaren am Körper leben. Da sie eine feuchte Umgebung bevorzugen, sind schweißnasse Füße und geschlossene Schuhe für sie ein idealer Nährboden. Menschen mit besonders starker Fußschweißbildung neigen deshalb häufig zu Fußpilz. Die Symptome sind unverwechselbar: ein starker Juckreiz sowie Rötungen und Schuppenbildung an den Fußsohlen und/oder zwischen den Zehen.

Unser Tip

Backpulverpaste hilft gegen das Jucken und verhindert die Ausbreitung des Pilzes. Verrühren Sie etwas Backpulver mit lauwarmem Wasser, und reiben Sie die betroffenen Stellen etwa drei- bis viermal täglich ein. Lassen Sie die Paste drei Minuten einwirken, und spülen Sie sie dann mit Wasser ab. Anschließend sollten Sie Ihre Füße (auch zwischen den Zehen) gut abtrocknen.

Furunkel behandeln mit Teebaumöl

Kompresse	Geben Sie 5 bis 8 Tropfen reines Teebaumöl in eine Schüssel mit etwa 1,5 bis 2 Liter kaltem Wasser, und tauchen Sie einen Waschlappen oder ein Leinentuch hinein. Dann wringen Sie das Tuch aus und legen es für etwa 10 Minuten auf die entzündete Hautpartie.
Direkte Anwendung	Tragen Sie täglich 3- bis 4-mal einige Tropfen Teebaumöl direkt auf die betroffenen Stellen auf. Damit desinfizieren Sie den Krankheitsherd und fördern gleichzeitig den Heilungsprozess. Aber Vorsicht bei aufgebrochenen Furunkeln: Waschen Sie sich nach der Anwendung unbedingt die Hände, denn die Bakterien von Furunkeln sind stark infektiös. Wenn sie z. B. in die Nahrung gelangen, können sie eventuell sogar Lebensmittelvergiftungen verursachen!

Fußpilz behandeln mit Teebaumöl

Fußbad	Teebaumöl hat sich selbst bei hartnäckigem Fußpilz bestens bewährt, da zu seinen besonderen Eigenschaften seine pilzabtötende (fungizide) Wirkung gehört. Füllen Sie in eine Schüssel ausreichend warmes Wasser, und geben Sie 5 bis 10 Tropfen reines Teebaumöl hinein. Baden Sie Ihre Füße täglich 5 bis 10 Minuten darin. Auch zur Vorbeugung eignen sich regelmäßige Fußbäder mit Teebaumöl. So können sich auch Familienangehörige vor einer drohenden Ansteckung wirkungsvoll schützen.
Direkte Anwendung	Reiben Sie, sobald der Juckreiz einsetzt, die betroffenen Krankheitsherde mit ein paar Tropfen reinem Teebaumöl ein.

Genitalherpes

Was versteht man darunter?

Genitalherpes (Herpes genitalis) wird ausschließlich durch die Herpes-simplex-Viren vom Typ 2 verursacht, wohingegen Lippenherpes auf das Herpes-simplex-Virus vom Typ 1 zurückzuführen ist. Wenn das Virus aktiv ist, kommt es zu einem oft sehr schmerzhaften Jucken und Spannungsgefühl im Bereich der äußeren Geschlechtsorgane.
Beim Geschlechtsverkehr können Schmerzen auftreten, und auch ein Brennen beim Wasserlassen ist ein typisches Symptom. Die Herpesbläschen, die bald darauf sichtbar werden, ähneln den Lippenbläschen.

Unser Tip

Wer häufiger unter Genitalherpes leidet, der sollte sein Immunsystem stärken. Dabei spielt eine nähr- und ballaststoffreiche Ernährung eine große Rolle. Übermäßige seelische und körperliche Belastungen machen anfälliger für Herpes. Hilfreich ist deshalb auch das Erlernen von speziellen Entspannungslehren wie z. B. autogenem Training, Qi Gong, Tai Chi Chuan, Kinesiologie, Yoga oder Ayurveda.

Gerstenkorn

Was versteht man darunter?

Wenn sich ein kleiner, eitriger Abszess am Augenlid gebildet hat, spricht man von einem Gerstenkorn. Dabei handelt es sich um eine Infektion der Liddrüsen, die in der Regel auf Bakterien zurückzuführen ist. Möglicherweise spielen auch hormonelle Störungen bei der Neigung zu Gerstenkörnern eine Rolle, weil sie häufig während der Pubertät vorkommen. Ein Gerstenkorn entsteht meist in der Nähe des Augenwinkels, kann aber auch am Unterrand im Lidbereich auftreten.

Unser Tip

Heiße Leinsamenwickel fördern die Reifung eines Gerstenkorns. Kühle Quarkpackungen wirken dagegen schmerz- und schwellungslindernd. Außerdem benötigt das erkrankte Auge jetzt dringend Ruhe. Meiden Sie deshalb auch grelles Licht, und verzichten Sie erst einmal auf Fernsehen oder Lesen und andere Tätigkeiten, bei denen die Augen stark beansprucht werden.

Genitalherpes behandeln mit Teebaumöl

Sitzbad	Nehmen Sie eine Schüssel oder eine Sitzbadewanne, und füllen Sie diese mit warmem Wasser. Fügen Sie 6 bis 8 Tropfen reines Teebaumöl hinzu. Das Sitzbad sollte maximal 10 Minuten dauern, damit die Bläschen nicht aufweichen.
Vollbad	Geben Sie 8 bis 10 Tropfen reines Teebaumöl ins warme Badewasser, und baden Sie nicht länger als 10 Minuten, damit die Bläschen nicht aufweichen.
Lotion	Mischen Sie 5 Tropfen Teebaumöl mit 1 Esslöffel Oliven-, Mandel-, Jojoba- oder Avocadoöl (Apotheke), und tragen Sie diese Mischung mehrmals täglich direkt auf die betroffenen Stellen auf. Um einer drohenden Ansteckung vorzubeugen, sollte auch Ihr Sexualpartner diese Lotion anwenden.

Gerstenkorn behandeln mit Teebaumöl

Dampfbad	Teebaumöl fördert nicht nur den Heilungsprozess eines Gerstenkorns, sondern lindert außerdem auch noch den Schmerz. Für ein Kopfdampfbad geben Sie 5 Tropfen reines Teebaumöl in eine Schüssel heißes Wasser. Legen Sie ein großes Handtuch über Ihren Kopf und die Schüssel, und nehmen Sie sich für das Dampfbad mindestens 10 Minuten Zeit. Dabei sollten Sie jedoch immer die Augen geschlossen halten. Sie können das Dampfbad unbedenklich alle 2 Tage wiederholen, und zwar so lange, bis sich das Gerstenkorn zurückbildet. Von einer direkten Behandlung des betroffenen Augenlidrands mit Teebaumöl ist jedoch dringend abzuraten, weil das ätherische Öl die Augen stark reizt.

Gürtelrose

Was versteht man darunter?

Gürtelrose (Herpes zoster) wird von Viren verursacht, wobei Männer offenbar häufiger als Frauen von dieser Infektion der Nerven betroffen sind. Meist werden die ersten Symptome zunächst nicht als Vorboten einer Gürtelrose erkannt: Etwa vier Tage vor der Bildung von Bläschen können Fieber, Magen-Darm-Beschwerden und Hautspannungen in der später betroffenen Gegend auftreten. Bald stellen sich Bläschen auf geröteter Haut ein; der Befall verläuft oft wie ein Gürtel und geht von der Wirbelsäule aus, um sich dann auf den Oberkörper, Hals oder Schultern auszubreiten. Nach ein paar Tagen verkrusten die Bläschen. Gürtelrose oder auch – die ihr verwandte – Gesichtsrose sind äußerst schmerzhaft und oft sehr hartnäckig.

Unser Tip

Zur Schmerzlinderung tupfen Sie die betroffenen Stellen mit einem in Leinöl getränkten Tuch ab. Ruhe fördert den Heilungsprozess.

Hämorrhoiden

Was versteht man darunter?

Krankhafte, knotenförmige Gefäßerweiterungen im untere Darm bzw. in den Schleimhäuten des Analkanals nennt man innere oder äußere Hämorrhoiden.
Zu den Hauptsymptomen gehört ein unangenehmes Jucken im Afterbereich, das mitunter von stechenden Schmerzen, vor allem während der Darmentleerung, begleitet wird. Außerdem kann mit dem Kot hellrotes Blut ausgeschieden werden. Übermäßige Beanspruchung des Afterausgangs wie Schwangerschaft und Geburt, Verstopfung, zu weicher Stuhlgang, aber auch sitzende Tätigkeiten begünstigen die Bildung von Hämorrhoiden.
Darüber hinaus liegt bei manchen Menschen offenbar eine angeborene Schwäche der Venen im Analkanal vor.

Unser Tip

Benutzen Sie weiches, mehrlagiges Toilettenpapier, das Sie vorher mit etwas Wasser befeuchtet haben. Kalte Güsse und Waschungen am Afterausgang lindern den Juckreiz. Grundsätzlich gilt: Sauberkeit ist die beste Prophylaxe gegen Hämorrhoiden.

Gürtelrose behandeln mit Teebaumöl

Direkte Anwendung	Geben Sie mehrmals täglich einige Tropfen reines Teebaumöl auf ein sauberes Tuch, und behandeln Sie die betroffenen Hautstellen damit.
Lotion	Mischen Sie Weizenkeim-, Jojoba-, Mandel- oder Avocadoöl mit reinem Teebaumöl. Dabei sollte das Mischungsverhältnis etwa 100 Milliliter Pflanzenöl zu 40 bis 50 Tropfen Teebaumöl betragen. Diese Lotion können Sie 2- bis 3-mal am Tag auf die Krankheitsherde auftragen.
Salbe	Tragen Sie zusätzlich morgens und abends vor dem Zubettgehen eine teebaumölhaltige Salbe auf die betroffenen Partien auf.

Hämorrhoiden behandeln mit Teebaumöl

Sitzbad	Füllen Sie eine Schüssel oder eine Sitzbadewanne mit warmem Wasser. Fügen Sie 6 bis 8 Tropfen reines Teebaumöl hinzu. Das Sitzbad sollte mindestens 10, jedoch nicht länger als 15 Minuten dauern. Wiederholen Sie die Sitzbäder regelmäßig.
Direkte Anwendung	Massieren Sie 1- bis 2-mal täglich einige Tropfen reines Teebaumöl sanft in den Analbereich ein.
Teebaumöl-produkte	Einige Apotheken in Deutschland führen inzwischen spezielle Teebaumölcreme und Teebaumölzäpfchen gegen Hämorrhoiden. Falls Sie diese Produkte erhalten, sollten Sie beide Produkte regelmäßig anwenden (zur Häufigkeit der Anwendungen lesen Sie bitte auch genau die Packungsbeilage).

Halsschmerzen

Was versteht man darunter?

Halsentzündungen können verschiedene Ursachen haben. Leichte Hals- und Rachenschmerzen sind häufig Begleiterscheinungen einer Erkältung oder eines grippalen Infekts. Werden Halsschmerzen dagegen von (hohem) Fieber und Schwellungen am Hals begleitet, kann es sich auch um eine akute Entzündung der Mandeln, Angina tonsillaris handeln. Ebenso kündigen sich eine beginnende Kehlkopfentzündung oder virusbedingte Kinderkrankheiten wie z.B. Windpocken oder Mumps häufig durch Schmerzen im Hals- und Rachenbereich an.

Unser Tip

Kalte Halswickel wirken entzündungshemmend, verhindern eine übermäßige Durchblutung und lindern Hals- und Rachenschmerzen. Falten Sie ein Leinentuch der Länge nach zusammen, und tauchen Sie es in kaltes Leitungswasser. Danach wringen Sie es aus, wickeln es um den Hals und legen ein trockenes Handtuch darüber. Der Halswickel sollte 20 Minuten angelegt bleiben.

Hand- und Nagelpflege

Was versteht man darunter?

Der Umgang mit scharfen Reinigungsmitteln und Chemikalien, aber auch natürliche Einflüsse wie Kälte, Regen, trockene Heizungsluft oder der häufige Kontakt mit Wasser machen die Haut an Händen, Fingern und die Fingernägel spröde und rissig. Hinzu kommt, dass stark beanspruchte Fingernägel anfällig für Nagelbettentzündungen sind, die durch Bakterien und Pilze verursacht werden. Symptom einer Infektion ist ein gerötetes und geschwollenes Nagelbett. Wenn nichts dagegen unternommen wird, kann es zu einer Eiterbildung kommen.

Unser Tip

Wenn sich die Fingernägel verändern, können ernsthafte Erkrankungen dahinter stecken. So weisen brüchige, längs gefurchte Nägel meistens auf Eisenmangel hin. Blau gefärbte Nägel können Anzeichen für Herz- und Atemwegserkankungen sein. Begutachten Sie also immer mal wieder Ihre Fingernägel.

Halsschmerzen behandeln mit Teebaumöl

Mundspülung	Bei Halsschmerzen können Sie 5 bis 10 Tropfen reines Teebaumöl in ein Glas warmes Wasser geben, alles gut verrühren und 2- bis 3-mal täglich damit gurgeln. Das lindert den Schmerz und tötet gleichzeitig Bakterien oder Viren ab. Wenn es sich nicht um eine Entzündung der Mandeln oder des Kehlkopfes handelt, stellt sich meist nach einigen Anwendungen eine deutliche Besserung ein.
Einreibung	Stellen Sie eine Mischung aus 3 Tropfen Teebaumöl auf 1 Teelöffel Oliven-, Mandel- oder Avocadoöl her (in der Apotheke erhältlich), und reiben Sie den Hals damit ein. Wiederholen Sie diese Behandlung 2- bis 3-mal täglich. Bei einer Erkältung können Sie diese Mixtur auch auf Brust und Rücken verteilen.

Hand- und Nagelpflege mit Teebaumöl

Hand- und Nagelbad	Füllen Sie eine handgroße Schale zur Hälfte mit etwas angewärmtem Oliven-, Mandel-, Jojoba- oder Avocadoöl, und fügen Sie einige Tropfen Teebaumöl hinzu. Nehmen Sie täglich ein Hand- bzw. Nagelbad.
Direkte Anwendung	Massieren Sie bei einer Nagelbettentzündung 2- bis 3-mal täglich einige Tropfen Teebaumöl sanft ins Nagelbett ein.
Handcreme	Für die tägliche Pflege von trockenen oder strapazierten Händen ist die regelmäßige Anwendung einer teebaumölhaltigen Handcreme hilfreich. Sie können diese entweder gebrauchsfertig kaufen oder selbst zusammenstellen, indem Sie Ihrer Handcreme einige Tropfen reines Teebaumöl beigeben.

Herpes simplex

Was versteht man darunter?

Für den Lippenherpes sind die Herpes-simplex-Viren vom Typ 1 verantwortlich. Diese Virusinfektion äußert sich durch einen lästigen, immer wiederkehrenden, juckenden und nässenden Bläschenausschlag, vorwiegend an den Lippen und der Mundschleimhaut. Darüber hinaus können sich an anderen Gesichtspartien wie Kinn, Augen, Nase und Nasenhöhlen Herpesbläschen bilden. Herpes vom Typ 1 löst neben den linsen- bis bohnengroßen Entzündungsherden manchmal auch ein allgemeines Krankheitsgefühl aus, das unter Umständen sogar Bettruhe nötig macht. Weshalb einige Menschen von diesem schwereren Krankheitsverlauf betroffen sind und andere nicht, ist bislang nicht endgültig geklärt. Offenbar spielen auch hier verminderte Abwehrkräfte eine Rolle.

Unser Tip

Meiden Sie starke Sonneneinstrahlung, extreme Trockenheit, scharfen Wind und große Kälte! Hausmittel gegen Herpes sind reiner Alkohol, Zahnpasta oder Zinksalbe (in der Apotheke erhältlich), die auf die Bläschen aufgetragen werden, um sie auszutrocknen. Normalerweise heilt Herpes simplex in sieben bis zehn Tagen von allein ab.

Hexenschuss

Was versteht man darunter?

Hexenschuss äußert sich meist durch plötzlich auftretende, starke Schmerzen im Bereich von Kreuz und Lenden. Der Patient kann sich nur schwer aus einer gebückten Position erheben. Die Auslöser für einen Hexenschuss sind sehr vielfältig: So können falsche Bewegungen, Muskelverkrampfungen, Verrenkungen der Wirbelsäule oder Bandscheibenvorfall, aber auch langes Sitzen, durchnässte Füße oder Kälte im Rückenbereich einen Hexenschuss verursachen.

Unser Tip

Die beste Prophylaxe gegen Hexenschuss ist regelmäßiger Sport, wie z. B. Gymnastik. Vermeiden sollten Sie das Heben von schweren Lasten aus dem Kreuz, gehen Sie stattdessen lieber in die Hocke. Zur Behandlung haben sich heiße Vollbäder bewährt.

Herpes simplex behandeln mit Teebaumöl

Dampfbad	Geben Sie 3 bis 4 Tropfen reines Teebaumöl in warmes Wasser, und waschen Sie Ihr Gesicht (oder andere betroffene Körperstellen) damit.
Gesichtswasser	Vermischen Sie 100 Milliliter destilliertes Wasser mit 25 Tropfen Teebaumöl. Füllen Sie die Flüssigkeit in eine dunkle Flasche. Geben Sie nach der Reinigung ein paar Tropfen davon auf einen Wattebausch, und reiben Sie damit die betroffenen Stellen morgens und abends ab. Vorsicht: Die Mixtur muss vor Gebrauch geschüttelt werden!
Dampfbad	Nehmen Sie 3- bis 4-mal wöchentlich ein Gesichtsdampfbad, dem Sie 3 bis 4 Tropfen Teebaumöl beigeben. Legen Sie dafür ein Handtuch über Ihren Kopf und die Schüssel mit heißem Wasser. Das Dampfbad sollte mindestens 10 Minuten dauern.

Hexenschuss behandeln mit Teebaumöl

Massage	Stellen Sie eine Mischung aus 1 Esslöffel Mandel-, Avocado- oder Olivenöl mit 10 Tropfen reinem Teebaumöl her. Reiben Sie mit diesem Massageöl die betroffenen Stellen sanft ein.
Vollbad	Die Wärme des Bades lindert die Schmerzen, das Teebaumöl dringt zudem in tiefer liegende Hautschichten vor und kann dort seine heilende Wirkung voll entfalten. 8 bis 10 Tropfen Teebaumöl als Zusatz für ein Vollbad genügen. Auch nach dem Bad sollten Sie sich immer warm halten: ob mit Hilfe der Wärmflasche oder des Heizkissens ist dabei egal.

Husten und Heiserkeit

Was versteht man darunter?

Typisch für Erkältungskrankheiten sind nicht nur eine verstopfte Nase, sondern auch Husten und Heiserkeit (häufig auch Fieber und/oder Schüttelfrost). Wenn die Schleimhäute nicht mehr widerstandsfähig genug sind, kann es auch zu einer Entzündung der Bronchialschleimhäute kommen, die auf Bakterien zurückzuführen ist. Dann spricht man von einer Bronchitis. Der Husten wird heftiger, und neben dem Schmerz hinter dem Brustbein treten zusätzlich schmerzhafte Stiche seitlich am Brustkorb auf. Außerdem wird die Atmung infolge der Verschleimung der Bronchialschleimhäute stark behindert. Zu Komplikationen kann eine Bronchitis führen, wenn sie nicht rechtzeitig behandelt wird, sodass eine chronische Bronchitis oder eine Lungenentzündung die Folge sein können. Bei akuter Bronchitis wird Bettruhe dringend empfohlen.

Unser Tip

Während einer Bronchitis ist der Flüssigkeitsbedarf des Körpers deutlich erhöht. Trinken Sie deshalb mindestens drei Liter am Tag, am besten Tee, Mineralwasser oder Fruchtsäfte. Hilfreich sind auch ansteigende Fußbäder.

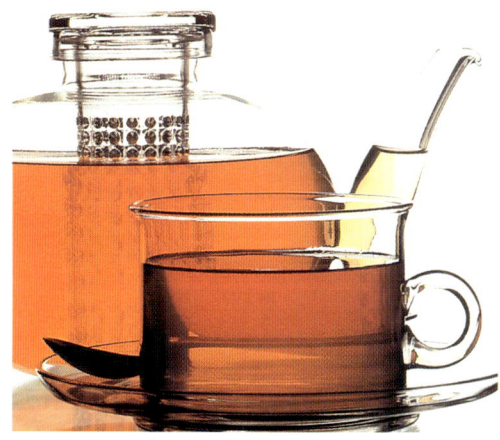

Heißer Tee beruhigt die gereizten Atemwege und gibt dem Körper die Flüssigkeit, die er bei einer Erkältungskrankheit so dringend braucht.

Husten und Heiserkeit behandeln mit Teebaumöl

Dampfbad	Geben Sie 5 Tropfen Teebaumöl in eine Schüssel oder ein Inhalationsgerät mit sehr heißem Wasser. Inhalieren Sie unter einem Handtuch 10 Minuten lang den Dampf. Diese Anwendung sollten Sie täglich 1- bis 2-mal durchführen. Gleichzeitig wirkt diese Maßnahme lindernd und wohltuend auf andere Erkältungssymptome wie eine verstopfte Nase oder Halsschmerzen.
Einreibung	5 Tropfen reines Teebaumöl und 5 Tropfen Majoranöl werden mit 1 Teelöffel Oliven-, Mandel- oder Avocadoöl vermischt und 2- bis 3mal täglich auf Brust und Rücken verteilt. Vor allem die Kombination von Majoran-, Oliven- und Teebaumöl hat sich zur Schleimlösung besonders bewährt. Außerdem wird durch diese Maßnahme der Hustenreiz innerhalb kürzester Zeit gemildert.

Linderung können Sie sich auch durch Aromatherapie verschaffen. Lassen Sie in einer Duftlampe, im Luftbefeuchter der Heizung oder in einem Schälchen mit sehr heißem Wasser in den Räumen, in denen Sie sich aufhalten, einige Tropfen reines Teebaumöl verdampfen.

Das Einatmen des Teebaumölduftes fördert einerseits die Schleimlösung und lindert den Juckreiz; andererseits wirkt es beruhigend auf die angegriffenen Bronchien. Außerdem wird der Heilungsprozess insgesamt gefördert und die Ansteckungsgefahr für Familienmitglieder verringert.

Eine angenehme und befreiende Wirkung bei Husten und Heiserkeit hat auch ein Vollbad:

Geben Sie acht bis zehn Tropfen reines Teebaumöl ins warme Badewasser, und baden Sie mindestens zehn Minuten, jedoch nicht länger als 20 Minuten darin.

Atmen Sie dabei ganz bewusst mehrmals tief ein und aus, sodass die aufsteigenden ätherischen Öle in Ihre Bronchien gelangen und auf diese Weise die Beschwerden lindern können.

Immunstärkung

Was versteht man darunter?

Als unsere wichtigste Schutzeinrichtung versetzt uns ein intaktes Immunsystem in die Lage, alle Gesundheitsrisiken erfolgreich abzuwehren. Zugleich werden bereits bestehende Krankheiten von den körpereigenen Abwehrkräften sofort bekämpft, und der Heilungsprozess wird eingeleitet. Wer häufig krank ist, sollte deshalb unbedingt etwas für die Stärkung seines Immunsystems tun. Dabei ist eine ausgewogene Ernährung der erste Schritt zur langfristigen Stabilisierung der körpereigenen Widerstandskräfte, weil der Organismus für die komplizierten Stoffwechselvorgänge ausreichend Vitamine und andere Nährstoffe benötigt.

Unser Tip

Wer seine Abwehrkräfte steigern möchte, kann eine Rohkostkur (Anleitungen und Rezepte finden Sie in dem Südwest Ratgeber »Gesund und schlank durch Rohkost« von Christine Selius von drei bis sieben Tagen durchführen. Dafür eignen sich Rohkost und Rohkostsäfte. Während der Kur sollte man täglich mindestens drei Liter trinken.

Insektenstiche

Was versteht man darunter?

In unseren Breitengraden können nur wenige Insekten stechen. Durch Mücken-, Bienen-, Wespen- und Hornissenstiche kommen hier zu Lande die Menschen am häufigsten mit Insektengift in Berührung. Dieses Gift enthält entzündliche Substanzen, die Schmerzen, Rötungen und Quaddeln der »Stichwunden« hervorrufen. Normalerweise sind Stiche nur in sehr großer Zahl lebensgefährlich. Doch heute reagieren immer mehr Menschen allergisch auf Insektengifte, besonders auf Bienen- und Wespengift, was für den Betroffenen lebensbedrohliche Folgen haben kann. Zudem können Stiche in Mund und Rachen gefährlich werden, da die Schwellung die Atmung stark beeinträchtigen und eine Schockreaktion hervorrufen kann.

Unser Tip

Reinigen Sie den Stich sofort unter fließend kaltem Wasser, damit sich dort keine Bakterien einnisten können! Auf diese Weise kann auch die Schwellung meistens gebremst werden.

Das Immunsystem stärken mit Teebaumöl

Massage	Massieren Sie 1- bis 2-mal wöchentlich Ihren ganzen Körper mit einem Massageöl auf der Basis von Oliven-, Mandel- oder Avocadoöl, dem Sie reines Teebaumöl beigegeben haben. Das Mischungsverhältnis sollte 40 bis 50 Tropfen Teebaumöl auf etwa 100 Milliliter Pflanzenöl betragen.
Aromatherapie	Atmen Sie sich fit, indem Sie Teebaumöl in Ihren Wohn-, Schlaf- und Arbeitsräumen verdunsten lassen. Dafür benutzen Sie eine Duftlampe oder eine Schale mit heißem Wasser, dem Sie einige Tropfen reines Teebaumöl zugefügt haben.
Vollbad	Geben Sie für ein Vollbad 8 bis 10 Tropfen reines Teebaumöl ins warme Badewasser.

Insektenstiche behandeln mit Teebaumöl

Direkte Anwendung	Reiben Sie die schmerzende oder juckende Hautstelle mit einigen Tropfen reinem Teebaumöl ein.
Vollbad	Wenn Sie von Insekten gleich mehrmals gestochen wurden, wirkt ein warmes Vollbad juckreizlindernd. Außerdem fördert es den Heilungsprozess und beugt Entzündungen vor. Fugen Sie dem warmen Badewasser 8 bis 10 Tropfen reines Teebaumöl zu.
Vorbeugung	Vor allem Mücken und Ameisen werden von Teebaumöl abgestoßen. Benutzen Sie deshalb Teebaumölseife, oder fügen Sie Ihrer Körperlotion reines Teebaumöl zu. Um Mücken abzuweisen, empfiehlt es sich, nachts eine Duftlampe mit einigen Tropfen Teebaumöl ins Schlafzimmer zu stellen.

Kehlkopf-entzündung

Was versteht man darunter?

Eine akute Kehlkopfentzündung (Laryngitis) wird im Allgemeinen durch eine Virusinfektion verursacht. Häufig geht sie mit einer Erkältung einher. In seltenen Fällen kann eine Kehlkopfentzündung auch eine allergische Reaktion auf Pollen oder Medikamente sein. Zu den häufigsten Symptomen aber gehören Heiserkeit, Stimmverlust, Schluckbeschwerden und Reizhusten, manchmal auch Fieber oder Schüttelfrost.

Unser Tip

Meiden Sie kalte, kohlensäurehaltige Getränke. Trinken Sie am besten lauwarmen Tee und stilles Mineralwasser, das Zimmertemperatur hat. Und: Sprechen Sie so wenig wie möglich. Da eine Kehlkopfentzündung langwierig sein kann, ist es ratsam, gerade im Anfangsstadium strikt Ruhe zu halten. Raucher sollten in diesen Tagen konsequent auf Nikotin verzichten.

Krätze

Was versteht man darunter?

Bei Krätze (Skabies) handelt es sich um einen Milbenbefall (Sarcoptes sabiei) der Haut: Die Milben nisten sich in der Haut ein und legen ihre Eier ab. Krätze tritt vorzugsweise an zarten Hautpartien mit Falten auf, so etwa in den Achselhöhlen, an den Brustwarzen, in Knie- und Ellenbeugen oder zwischen den Fingern. Anders als Läuse befallen Milben niemals stark behaarte Hautregionen. Kleine, schorfige, graue oder rötliche Schwellungen, die vor allem nachts sehr stark jucken, sind ernsthafte Hinweise darauf, dass es sich bei der Hautkrankheit um Krätze handeln könnte. Krätze ist hochgradig ansteckend, weshalb sofort umfangreiche Maßnahmen eingeleitet werden müssen, um eine Ansteckung anderer Personen zu vermeiden. Bei den ersten Anzeichen von Krätze sollten Sie einen Arzt aufsuchen, der die notwendige Kur anordnet.

Unser Tip

Beugen Sie einer Wiederansteckung vor, indem Sie Bettwäsche, Handtücher, Kleidungsstücke und Matratzen stets sorgfältig reinigen oder reinigen lassen.

Kehlkopfentzündung behandeln mit Teebaumöl

Gurgeln	Mischen Sie etwa 5 bis 10 Tropfen Teebaumöl in einem Glas mit warmem Wasser, und gurgeln Sie 3-mal täglich damit. Nie schlucken!
Dampfbad	Geben Sie 5 Tropfen Teebaumöl in eine Schüssel oder ein Inhalationsgerät mit heißem Wasser. Atmen Sie den Dampf 10 Minuten ein. Diese Anwendung sollten Sie täglich 1- bis 2-mal durchführen.
Aromatherapie	Träufeln Sie einige Tropfen reines Teebaumöl in den Luftbefeuchter Ihrer Heizung, in eine Duftlampe oder in eine Schale mit heißem Wasser. Das Öl desinfiziert, und die feuchte, reinere und frischere Luft wirkt wohl tuend auf den gereizten Kehlkopf.

Krätze behandeln mit Teebaumöl

Vollbad	Teebaumöl kann zwar die Milben nicht vollständig beseitigen, aber es hat auf sie dennoch eine toxische Wirkung, weshalb regelmäßige Anwendungen durchaus sinnvolle Maßnahmen sein können. Vor allem Vollbäder mit Teebaumöl wirken wohl tuend bei starkem Juckzreiz und desinfizieren die aufgekratzten Wunden. Geben Sie 8 bis 10 Tropfen reines Teebaumöl in das warme Badewasser, und baden Sie mindestens 10 Minuten darin.
Creme	Waschen Sie die betroffenen Hautstellen, und trocknen Sie sie gut ab. Mischen Sie 1 Esslöffel Feuchtigkeitscreme mit 2 bis 3 Tropfen Teebaumöl, und tragen Sie diese Mischung 2- bis 3-mal auf die Entzündungsherde auf.

Krampfadern

Was versteht man darunter?

Mit Krampfadern sind erweiterte, geschlängelte, bläulich schimmernde Venen gemeint, die sichtbar durch das Hautgewebe durchscheinen.

Manchmal sind sie begleitet von einer Schwellung des Gewebes, Juckreiz oder Ausschlag. Sie deuten auf eine Venenschwäche oder -schädigung hin.

Obwohl Krampfadern praktisch überall im Körper auftreten können (bei Männern können auch die Hoden davon betroffen sein), kommen sie doch am häufigsten in den Beinen vor. Krampfadern sollte man frühzeitig behandeln, um einem Fortschreiten der Erkrankung vorzubeugen. Denn neben starken Schmerzen kann es bei einer nicht behandelten Venenschwäche zu Ekzemen, Thrombosen, Ödemen oder sogar zu einem Absterben des Gewebes bei einem Krampfader- oder Unterschenkelgeschwür kommen.

Zu den schwerwiegendsten Hauptursachen von Krampfadern gehören Bewegungs- und Sauerstoffmangel und überwiegend sitzende oder stehende Tätigkeiten. Ebenso begünstigt eine nährstoff- und ballaststoffarme Ernährung die Bildung von Krampfadern.

Unser Tip

Prophylaxe: Vorbeugung ist das A und O bei einer Neigung zu Venenschwäche. Sorgen Sie deshalb für ausreichende Bewegung, stehen Sie zwischendurch immer wieder von Ihrem Schreibtisch auf, und gehen Sie ein paar Schritte. Auch wenn es schwer fällt: Benutzen Sie Treppen statt Aufzug oder Rolltreppe!

Und: Legen Sie die Beine hoch, beim Lesen, beim Fernsehen oder auch mal im Büro. So kann das Blut leichter zum Herzen zurückfließen.

Als Klassiker zur Kräftigung der Venen gelten Kneipp-Güsse und -Bäder, um den Kreislauf auf Trab zu bringen und in Schwung zu halten. Behandlung: Bei den ersten Anzeichen von Krampfadern ist rasches Handeln angesagt. In der Apotheke erhalten Sie spezielle Stützstrümpfe, die den Blutfluss fördern. Heilung von innen verspricht eine ballaststoffreiche Ernährung mit viel Vollkornprodukten, frischem Obst und Gemüse. Bei starken Schmerzen helfen kalte Beinwickel: Legen Sie dafür ein Handtuch in kaltes Wasser. Umwickeln Sie Ihre Unterschenkel zunächst mit dem ausgewrungenen Frottiertuch und im Anschluss dann mit trockenen Leinentüchern.

Krampfadern behandeln mit Teebaumöl

Kompresse

Decken Sie die betroffenen Stellen mit einer Mull-kompresse ab, die Sie mit einer Mischung aus Teebaumöl und Olivenöl getränkt haben. Auf 1 Esslöffel Olivenöl kommen etwa 5 Tropfen Teebaumöl. Die Kompresse sollte mindestens 6 Stunden aufgelegt sein, damit sich die heilende Wirkung des Öls langsam bis zu den Venen ausbreiten kann.

Waschungen

Waschen Sie die Beine sanft mit einer Mischung aus destilliertem Wasser und einigen Tropfen reinem Teebaumöl täglich morgens und abends.

Creme

Fügen Sie Ihrer Feuchtigkeitscreme einige Tropfen reines Teebaumöl hinzu, wobei das Mischungsverhältnis etwa 20 Tropfen Teebaumöl auf 1 Esslöffel Feuchtigkeitscreme betragen sollte. Reiben Sie die Krampfadern täglich sanft damit ein.

Massageöl

Tragen Sie täglich ein Massageöl auf, das Sie aus 100 Milliliter Jojoba-, Mandel- oder Avocadoöl (in der Apotheke erhältlich) und 50 Tropfen reinem Teebaumöl herstellen. Die Mischung bewahren Sie am besten in einer dunklen Flasche auf, die Sie vor Gebrauch immer gut schütteln.

Vollbad

Bei einem Vollbad kann das ätherische Öl des Teebaums seine Tiefenwirkung voll entfalten. Mischen Sie 8 bis 10 Tropfen reines Teebaumöl in das warme Badewasser. Nach etwa 10 Minuten sollten Sie die Anwendung beenden.

Salbe

Zur sanften Massage der schmerzenden Stellen eignet sich eine gebrauchsfertige Teebaumölsalbe aus der Apotheke. Wiederholen Sie die Einreibung am besten 2-mal täglich.

Masern

Was versteht man darunter?

Masern werden durch Viren verursacht. Die Erkrankung ist hochgradig ansteckend: Durch Tröpfcheninfektion, aber auch schon durch körperlichen Kontakt, kann sie übertragen werden. Während die Virusinfektion bei Erwachsenen zu ernsthaften Komplikationen führen kann, ist sie für Kinder in der Regel harmlos. Masern beginnen meistens mit den Symptomen eines grippalen Infekts: Die Rachenschleimhaut ist entzündet, und es stellen sich häufig Schnupfen, hohes Fieber und Husten ein. Auch die Augenbindehaut kann gereizt sein. Außerdem können kleine weißliche Flecken auf der Mundschleimhaut auftreten. Gleichzeitig breiten sich von den Ohren her die typischen rosavioletten Flecken über den ganzen Körper aus. Insgesamt dauert es etwa 14 Tage, bis die Symptome abgeklungen sind und der Ausschlag unter der Schuppenbildung abgeheilt ist.

Unser Tip

Das Wichtigste bei Masern ist absolute Bettruhe, bis die Krankheit vollständig auskuriert ist. Helles Licht und intensive Sonneneinstrahlung sollten möglichst gemieden werden, da die Augenbindehaut meist empfindlich auf Helligkeit reagiert.

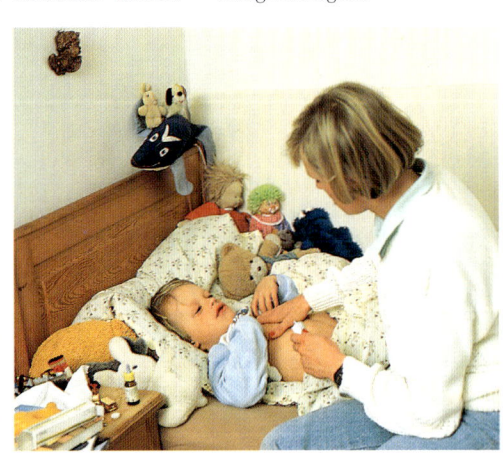

Zuwendung und Bettruhe verkürzen den Krankheitsverlauf bei Kindern zusätzlich.

Masern behandeln mit Teebaumöl	
Aromatherapie	Stellen Sie im Krankenzimmer eine Duftlampe oder eine Schale mit dampfend heißem Wasser auf, in das Sie einige Tropfen reines Teebaumöl gegeben haben. Diese Maßnahme reduziert die Ansteckungsgefahr und fördert den Genesungsprozess des Kranken. Sie sollten die Duftlampe jedoch nicht unbedingt in die Reichweite des Kindes stellen.
Waschungen	Füllen Sie in ein Waschbecken oder eine Badewanne ausreichend lauwarmes Wasser, und fügen Sie einige Tropfen reines Teebaumöl hinzu. Reiben Sie den Körper des kranken Kindes 1- bis 2-mal täglich mit einem Waschlappen ab, den Sie vorher ausgewrungen haben. Anschließend sollte das Kind sofort wieder zu Bett gehen und warm zugedeckt werden, um eine zusätzliche Erkältung zu vermeiden.

Mit Teebaumöl können Sie einer Masernerkrankung zwar weder vorbeugen noch sie heilen, aber Sie können den Verlauf dieser Krankheit auf jeden Fall mildern und etwas abkürzen. So beruhigen beispielsweise regelmäßige Dampfbäder den oft auftretenden Hustenreiz, mildern Schleimhautreizungen und lindern Halsschmerzen. Geben Sie fünf Tropfen reines Teebaumöl in eine Schüssel mit sehr heißem Wasser. Legen Sie dem Kind ein Handtuch über den Kopf, und lassen Sie es etwa fünf bis zehn Minuten inhalieren. Dabei sollte es die Augen immer geschlossen halten, weil die Dämpfe sonst möglicherweise eine Augenreizung hervorrufen können.

Eine Mundspülung hilft, die entzündeten Mund- und Rachenschleimhäute zu beruhigen: Bei Halsschmerzen geben Sie drei bis fünf Tropfen reines Teebaumöl in ein Glas warmes Wasser. Rühren Sie die Flüssigkeit gut durch, und lassen Sie das Kind damit täglich zweimal gurgeln. Achten Sie jedoch darauf, dass es das Wasser nicht hinunterschluckt!

Milchschorf

Was versteht man darunter?

Milchschorf tritt meistens innerhalb der ersten drei Lebensmonate auf. Im Bereich der Kopfhaut und der Körperfalten schuppt die Haut und juckt, wobei der Juckreiz mal schwächer, mal stärker ist. Die Ursachen für die Bildung von Milchschorf sind bislang nicht bekannt. Der Hautausschlag ist harmlos und hört im vierten Lebensmonat in der Regel von selbst wieder auf. Wenn sich die betroffenen Stellen allerdings entzünden oder sich der Schorf nicht nach vier Monaten deutlich zurückgebildet hat, sollte man den Arzt aufsuchen, um auszuschließen, dass der Milchschorf ein Vorbote einer Neurodermitis ist.

Unser Tip

Ziehen Sie Ihrem Baby am besten nur Baumwollkleidung an, weil diese die Haut am wenigsten reizt. Kühlen Sie die betroffenen Hautstellen mit feuchten Umschlägen. Wenn Ihr Kind sehr unter Juckreiz leidet, baden Sie es mit fetthaltigen Badezusätzen, oder massieren Sie die betreffenden Stellen mit einem milden Öl.

Muskelkater

Was versteht man darunter?

Nach einer starken Beanspruchung der Muskeln sammelt sich (zusätzlich zu feinsten Muskelfaserrissen) dort Milchsäure an. Auch wenn dieses Stoffwechselprodukt in den Muskeln mehr oder weniger heftige Schmerzen verursacht, sind die Folgen jedoch harmlos und bilden sich spätestens nach 72 Stunden von selbst wieder zurück. Je weniger Sie körperliche Aktivitäten gewöhnt sind, desto wahrscheinlicher ist es, dass Sie von Muskelkater betroffen sind. Als Vorbeugung ist es deshalb ratsam, durch regelmäßiges körperliches Training die Muskeln zu kräftigen. Achten Sie jedoch darauf, dass Sie sich nicht überanstrengen!

Unser Tip

Bewegung ist das beste Mittel, um Muskelkater zu lindern. Dabei sollten Sie sich nicht davon abschrecken lassen, dass die ersten Aktivitäten vielleicht unangenehm sind: Bereits nach kurzer Zeit lassen die Schmerzen spürbar nach. Um einem Muskelkater vorzubeugen, können Sie auch nach dem Sport ein warmes Vollbad nehmen.

Milchschorf behandeln mit Teebaumöl

Massageöl

Säuglinge haben eine äußerst empfindliche Haut. Für die Babypflege darf daher niemals unverdünntes Teebaumöl zur Anwendung kommen. Wenn man diese Vorgabe beachtet, spricht nichts dagegen, Teebaumöl auch für die Pflege von Säuglingen einzusetzen. Wenn geklärt ist, dass die Ursachen von Milchschorf harmloser Natur sind, empfiehlt sich die Anwendung von reinem Teebaumöl als Mischung mit einem Pflanzenöl. Erwärmen Sie 5 Tropfen Teebaumöl mit 1 Teelöffel Oliven-, Mandel- oder Avocadoöl im Wasserbad. Massieren Sie die Mischung sanft in die betroffenen Körperstellen ein. Diese Mixtur können Sie auch 5 bis 10 Minuten lang auf der Kopfhaut des Babys einwirken lassen, bevor Sie sie mit Babyshampoo wieder auswaschen.

Muskelkater behandeln mit Teebaumöl

Vollbad

Geben Sie 8 bis 10 Tropfen reines Teebaumöl ins warme Wasser, und baden Sie mindestens 10 Minuten darin. Ein Vollbad entspannt und wirkt besonders bei Muskelverspannungen und Muskelkater.

Massage

Vermischen Sie 100 Milliliter Oliven-, Mandel-, Weizenkeim- oder Avocadoöl mit 20 Tropfen Teebaumöl. Füllen Sie die Mixtur in eine dunkle Flasche, und schütteln Sie diese immer vor Gebrauch. Massieren Sie die schmerzenden Muskeln mit dem Öl.

Direkte Anwendung

Bei starken Beschwerden massieren Sie einige Tropfen unverdünntes Teebaumöl in die schmerzenden Muskelpartien ein. Führen Sie die Behandlung etwa alle 5 Stunden durch.

Muskel- und Sehnenzerrung

Was versteht man darunter?

Neben den Nerven ermöglichen Muskeln, Sehnen und Bänder die Bewegung des Körpers. Bei Überbeanspruchung können Sehnen und Muskelfasern überdehnt werden. Die Folgen sind Muskel- und Sehnenzerrungen. Sind die Verletzungen im Bewegungsapparat gravierenderer Art, spricht man von Muskelfaser- bzw. Sehnenrissen. Aber auch Zerrungen können sehr schmerzhaft sein und sind in der Regel recht langwierig: Bis zu vier Wochen dauert der vollständige Heilungsprozess.

Unser Tip

Legen Sie bei einer Muskel- oder Sehnenzerrung nur dann Kompressions- und Stützverbände an, wenn Sie es gelernt haben. Andernfalls suchen Sie besser einen Arzt auf, denn ein falscher Druck oder Zug kann die Verletzung verschlimmern!

Nebenhöhlenentzündung

Was versteht man darunter?

Entzündungen der Nasennebenhöhlen (Sinusitis) gehören zu den häufigsten Folgeerkrankungen einer Erkältung. Wenn der Schnupfen länger als zehn Tage anhält, die Nase immer stärker verstopft ist und vermehrt grünliches Sekret ausgeschnäuzt wird, dann besteht der Verdacht auf eine Nebenhöhlenentzündung. Zudem können Schmerzen im Gesicht auftreten, so etwa im Stirnbereich (Stirnhöhlenvereiterung) oder unterhalb der Augen (Kiefernhöhlenvereiterung). Bei Eiterungen der Nasennebenhöhlen müssen Sie sich unbedingt ärztlich behandeln lassen. Wird eine Nebenhöhlenentzündung nicht rechtzeitig therapiert, kann es zu lebensbedrohlichen Komplikationen kommen.

Unser Tip

Verzichten Sie auf das Rauchen! Zigarettenqualm schädigt die Schleimhäute und die Atemwege. Darüberhinaus wirkt sich starkes Rauchen negativ auf die körpereigenen Abwehrkräfte aus. Wärme, z. B. durch eine Bestrahlung mit Rotlicht oder auch durch Inhalation über Wasserdampf, bekämpft die Entzündung.

Muskel- und Sehnenzerrung behandeln mit Teebaumöl

Kompresse	Tauchen Sie einen Waschlappen oder ein Gäste-handtuch in kaltes Wasser, und wringen Sie es aus. Anschließend träufeln Sie einige Tropfen reines Teebaumöl darauf. Dann legen Sie die Kompresse auf die betroffene Stelle auf und lassen sie etwa 30 Minuten lang wirken. Wiederholen Sie die An-wendung täglich 2- bis 3-mal, bis die Zerrung aus-kuriert ist.
Direkte Anwendung	Tragen Sie auf die entzündete Stelle ein paar Trop-fen reines Teebaumöl auf. Führen Sie die Behand-lung täglich mindestens 2- bis 3-mal durch, und zwar so lange, bis die Symptome abgeklungen sind.

Nebenhöhlenentzündung behandeln mit Teebaumöl

Dampfbad	Für ein Dampfbad geben Sie 5 Tropfen reines Tee-baumöl in eine Schüssel oder ein Inhalationsgerät mit dampfend heißem Wasser. Umhüllen Sie Ihren Kopf und die Schüssel mit einem großen Handtuch, sodass kein Dampf nach außen entweichen kann. Nun inhalieren Sie 10 Minuten lang den heilsamen Dampf bei geschlossenen Augen. Diese Anwen-dung sollte täglich 1- bis 2-mal durchgeführt wer-den. Wenn sich die Symptome nicht innerhalb von einigen Tagen erheblich bessern, ist jedoch ein Be-such beim Arzt notwendig.
Einreibungen	Teebaumöl lindert Nebenhöhlenentzündungen – je-doch nur im Anfangsstadium. Stellen Sie eine Mi-schung aus 3 Tropfen Teebaumöl auf 1 Teelöffel Oli-ven-, Mandel- oder Avocadoöl her, und reiben Sie Brust, Rücken und Hals 2- bis 3-mal täglich ein.

Ohrenschmerzen

Was versteht man darunter?

Besonders häufig treten Ohrtrompeten- und Mittelohrentzündungen im Anschluss an eine Erkältung auf. Beim Schnupfen schwellen die Ohrtrompeten (Tuben, eustachische Röhren) an, was zu einer Störung der Belüftung und des Druckausgleichs führen kann und sich in einem dumpfen Druckgefühl sowie in Hörstörungen äußert.
Gleichzeitig können über die Ohrtrompeten Krankheitserreger ins Mittelohr gelangen, die eine akute Mittelohrentzündung auslösen. Es kommt zu Hörstörungen und heftigen, pulsierenden Schmerzen, die erst nachlassen, wenn der Eiter das Trommelfell durchbrochen hat. Normalerweise dauert der Eiterabfluss etwa 14 Tage, und die Trommelfellperforation heilt wieder zu, ohne dass bleibende Schädigungen am Gehör zu befürchten sind.

Unser Tip

Zwiebelkompressen und feuchtwarme Ohrumschläge haben sich bei Ohrenentzündungen besonders gut bewährt!

Rheumatische Beschwerden

Was versteht man darunter?

Rheuma oder Rheumatismus sind landläufige Bezeichnungen für eine Reihe von Muskel- und Gelenkerkrankungen, die vermutlich alle auf Störungen des Immunsystems zurückzuführen sind. Akute oder chronische Schmerzen, Gliederreißen, Steifheit, Knoten unter der Haut und Verformungen – all das können Symptome für rheumatische Beschwerden sein. Dass sich ein Zweig der Medizin, die Rheumatologie, ausschließlich mit Ursachen, Entstehung, Diagnose und Behandlung von Erkrankungen der Gelenke und Muskeln befasst, zeigt, wie vielfältig die Krankheitsbilder von Rheumatismus tatsächlich sind.

Unser Tip

Zur Vorbeugung von Erkrankungen der Gelenke und Muskeln ist regelmäßige Bewegung die beste Medizin! Üben Sie deshalb am besten einen sanften Ausdauersport aus, wie Wandern, Radfahren, Schwimmen oder Yoga.

Ohrenschmerzen behandeln mit Teebaumöl

Lotion	Wenn Sie mit Ihrem Arzt abgeklärt haben, ob sich bei einer Ohrtrompeten- oder Mittelohrentzündung auch eine Behandlung mit Teebaumöl empfiehlt, können Sie etwas Oliven-, Mandel- oder Avocadoöl (in der Apotheke erhältlich) zusammen mit 3 bis 4 Tropfen reinem Teebaumöl im Wasserbad erwärmen. Das Wasser sollte jedoch nicht kochen! Mit einer Pipette träufeln Sie etwas körperwarmes Öl in das schmerzende Ohr und verschließen es dann am besten mit einem Wattebausch, damit keine Zugluft ans Ohr kommt. Sie sollten diese Anwendung mehrmals täglich wiederholen.
Direkte Anwendung	Tragen Sie einige Tropfen reines Teebaumöl direkt auf die Ohrmuschel auf.

Rheumatische Beschwerden behandeln mit Teebaumöl

Direkte Anwendung	Reiben Sie die betroffenen Weichteile (Muskeln) und Gelenke regelmäßig sanft mit einigen Tropfen reinem Teebaumöl ein.
Lotion	Mischen Sie 100 Milliliter Oliven-, Mandel-, Weizenkeim- oder Avocadoöl mit etwa 40 bis 50 Tropfen reinem Teebaumöl, und füllen Sie die Mixtur in eine dunkle Flasche, die Sie vor Gebrauch schütteln. Oder Sie nehmen 1 Esslöffel Pflanzenöl, fügen 7 bis 8 Tropfen Teebaumöl hinzu und geben die Mischung direkt auf die betroffenen Stellen. Die Einreibungen sollten mehrmals am Tag erfolgen.
Vollbad	Geben Sie 8 bis 10 Tropfen reines Teebaumöl ins warme Badewasser, und baden Sie mindestens 10 Minuten. Das verschafft sofortige Linderung.

Schnitt- und Schürfwunden

Was versteht man darunter?

Schnitt- und Schürfwunden gehören zum täglichen Leben. Während Schnittverletzungen am häufigsten im Haushalt passieren, werden Schürfwunden meistens durch Stürze auf rauhe oder harte Unterlagen verursacht.
Schnittwunden reinigen sich am besten von selbst, wenn sie ausbluten können. Auf diese Weise werden infektiöse Erreger fortgespült. Das Ausspülen der Wunde unter kaltem Wasser kann aber dennoch nicht schaden.
Das Gleiche gilt für Schürfwunden, wobei hier besonders darauf geachtet werden muss, dass die Verschmutzung (Erde, Steine etc.) restlos beseitigt wird. Schürfwunden heilen besonders gut an der frischen Luft (ein Pflaster kann den Heilungsprozess sogar verzögern!). Wenn möglich, verzichten Sie also am besten auf ein Pflaster.

Unser Tip

Ist Ihr Tetanusimpfschutz noch wirksam? Wenn nicht, sollten Sie ihn unbedingt erneuern!

Schnupfen

Was versteht man darunter?

Von Schnupfen spricht man, wenn die Nasenschleimhäute durch eine Virusinfektion geschädigt wurden. Dann verstopft durch vermehrte Absonderung von Schleim regelrecht die Nase, sodass das Atmen schwer fällt und man sich ständig schnäuzen muss. Genau genommen ist die verstärkte Schleimbildung jedoch ein Zeichen dafür, dass das Immunsystem den Kampf gegen die Erreger aufgenommen hat. So lästig diese Begleiterscheinungen sind, man sollte sie nicht durch Medikamente unterdrücken, weil man damit auch die Abwehrkräfte in ihren Funktionen einschränkt, was zu Komplikationen führen kann.

Unser Tip

Behandeln Sie Ihren Schnupfen mit natürlichen Essenzen, die die Beschwerden mildern, jedoch nicht massiv unterdrücken. So haben sich beispielsweise Nasenspülungen mit Kräutertee oder einer Lösung aus Emser Salz bewährt, die man mit dem Löffel in die Nase träufelt.

Schnitt- und Schürfwunden behandeln mit Teebaumöl

Direkte Anwendung	Bei kleineren Verletzungen streichen Sie mit einem Wattestäbchen die Schürf- oder Schnittwunde mit einigen Tropfen reinem Teebaumöl aus.
Wundverband	Sofern eine Wunde wegen ihrer Größe nicht genäht oder geklammert werden muss, empfiehlt es sich bei größeren Wunden, einen Wundverband anzulegen, der täglich erneuert wird. Säubern Sie die Wunde zunächst mit klarem Wasser, und desinfizieren Sie sie anschließend mit einigen Tropfen reinem Teebaumöl. Danach tränken Sie den Wundverband mit Teebaumöl und legen die durchtränkte Seite genau auf die Wunde. Auch wenn der akute Schmerz der Verletzung nachgelassen hat, sollte die Behandlung noch etwa 1 Woche fortgeführt werden.

Schnupfen behandeln mit Teebaumöl

Vollbad	Geben Sie 8 bis 10 Tropfen Teebaumöl ins warme Wasser, und baden Sie mindestens 10 Minuten darin. Anschließend sollten Sie sofort zu Bett gehen.
Dampfbad	Geben Sie 5 Tropfen reines Teebaumöl in eine Schüssel oder ein Inhalationsgerät mit dampfend heißem Wasser. Nun inhalieren Sie 10 Minuten lang den heilsamen Dampf bei geschlossenen Augen. Diese Anwendung sollte täglich 1- bis 2-mal durchgeführt werden.
Kompresse	Träufeln Sie einige Tropfen Teebaumöl auf ein heißes feuchtes Taschentuch, das Sie 5 Minuten lang auf die Nase legen. Wiederholen Sie diese Anwendung mehrmals täglich.

Schuppen

Was versteht man darunter?

Wenn jemand unter Schuppen leidet, rieseln abgestorbene Kopfhaut- bzw. Hornpartikel von der Kopfhaut wie Schnee auf Schultern, Nacken und Kleidung. Zudem ist das Haar insgesamt stumpf und spröde. Manchmal wird dieses Haarproblem außerdem noch von einem lästigen Juckreiz begleitet. In diesem Fall ist die Kopfhaut extrem ausgetrocknet. Häufig ist eine stark vermehrte Produktion von Hautzellen der Kopfhaut die Ursache für Schuppen. Eine vermehrte Schuppenbildung kann aber auch seelische Ursachen haben. Dann leiden Menschen, die zu depressiven Stimmungen neigen oder sich einer persönlichen Krise befinden, unter regelrechten Schuppenschüben.

Unser Tip

Auch wenn tägliches Bürsten Staub und Schmutz aus den Haaren entfernt und die Durchblutung der Kopfhaut anregt – wer Schuppen hat, sollte die Haare nicht zu oft waschen und kämmen! Denn dadurch wird die ohnehin schon stark gereizte und trockene Kopfhaut weiter unnötig strapaziert.

Schuppen-flechte

Was versteht man darunter?

Über die Ursachen von Schuppenflechte (Psoriasis) ist immer noch sehr wenig bekannt. Man nimmt an, dass Stoffwechselstörungen, hormonelle Veränderungen, aber auch Infekte den Ausbruch der Erkrankung fördern können. Dann entstehen auf der Haut flache, scharf begrenzte, unregelmäßig geformte und rötliche Herde, die mit silbrigen, leicht entfernbaren Schuppen bedeckt sind und jucken können. Besonders häufig von Schuppenflechte betroffen sind Knie und Ellenbogen, Brust und Rücken, aber auch die Kopfhaut oder die Fingernägel. Ist die Krankheit erst einmal aktiv geworden, werden die Betroffenen immer wieder von Rückfällen heimgesucht.

Unser Tip

Regelmäßige wechselwarme Güsse und kalte Morgenduschen machen die Haut auf Dauer widerstandsfähiger!

Schuppen behandeln mit Teebaumöl

Ölkur	Mischen Sie 5 Esslöffel Oliven-, Weizenkeim- oder Klettenwurzelöl mit dem Saft von 1 Zitrone. Geben Sie 8 bis 10 Tropfen reines Teebaumöl hinzu, und verrühren Sie die Mischung anschließend gut. Massieren Sie die Packung sanft in die Haare, und lassen Sie sie 30 Minuten unter einem Frottiertuch einwirken. Danach sollten Sie die Haare mit Teebaumölshampoo gut auswaschen. Sie können die Mixtur auch mit sanften Kopfhautmassagen verbinden. Dabei tragen Sie erst die Ölkur auf Kopfhaut und Haare auf und kreisen dann mit den Fingerspitzen beider Hände etwa 5 bis 10 Minuten über die Kopfhaut. Danach lassen Sie die Packung unter einem Frottiertuch nochmals 30 Minuten einwirken. Durch Massagen der Kopfhaut fallen die abgestorbenen Hornpartikel schneller ab.

Schuppenflechte behandeln mit Teebaumöl

Vollbad	Zwar kann Teebaumöl Schuppenflechte nicht heilen, doch lindert es den Juckreiz und wirkt desinfizierend bzw. entzündungshemmend. Schließlich beschleunigt Teebaumöl den Heilungsprozess. Geben Sie 8 bis 10 Tropfen reines Teebaumöl ins warme Wasser, und baden Sie mindestens 10 Minuten darin. Trocknen Sie sich anschließend sorgfältig ab.
Lotion	Vermischen Sie 50 Milliliter Oliven-, Mandel-, Weizenkeim- oder Avocadoöl (in der Apotheke erhältlich) mit 20 bis 30 Tropfen reinem Teebaumöl. Füllen Sie die Mixtur in eine dunkle Flasche ab, und schütteln Sie diese immer vor Gebrauch. Nach Bedarf tragen Sie die Lotion sanft auf die Krankheitsherde auf.

Sonnenbrand

Was versteht man darunter?

Je nachdem, zu welchem Hauttyp sie gehören, reagieren die Menschen auf UV-Strahlen sehr unterschiedlich: Während die einen ein Sonnenbad als wohl tuend empfinden und sich gleich mehrere Stunden in der Sonne aufhalten, ohne von sichtbaren Hautreaktionen betroffen zu sein, meiden andere die Sonnenstrahlen, weil sie bereits nach kurzer Zeit die ersten Anzeichen eines Sonnenbrands verspüren. Dabei ist die Haut rot, heiß und verursacht ein Spannungsgefühl. In schweren Fällen bilden sich Bläschen, und die Haut schält sich. Egal, welcher Hauttyp Sie sind: Große Hitze und intensive Sonnenbestrahlung entziehen der Haut immer Feuchtigkeit, wodurch die Haut trocken und faltig wird. Auf Dauer wird dadurch der vorzeitige Alterungsprozess der Haut gefördert.

Unser Tip

Quarkwickel kühlen die Verbrennung und lindern den Schmerz. Mischen Sie Quark mit etwas Buttermilch, und bestreichen Sie die geröteten Stellen damit.

Soor

Was versteht man darunter?

Unter den Pilzinfektionen ist Soor (Kandidiasis) besonders weit verbreitet. Soor wird durch Hefepilze (Candica albicans) verursacht, die sich vor allem in feuchtwarmen Körperregionen wie Hautfalten, dem Genitalbereich, der Mundschleimhaut oder dem Magen-Darm-Trakt ausbreiten. Bei Kindern tritt Soor häufig zusammen mit Windelausschlag auf. Möglicherweise steht der Ausbruch der Pilzinfektion mit der Einnahme von Antibiotika in Zusammenhang; Antibiotika können das Immunsystem so weit schwächen, dass es zu einer unkontrollierten Pilzvermehrung kommt. Aber auch hormonelle Veränderungen können Ursachen für Soor sein.

Unser Tip

Wenn Sie häufig unter Soor leiden, sollten Sie Ihre Ernährungsgewohnheiten ändern! Meiden Sie vor allem zucker- und stärkehaltige Lebensmittel und Alkohol. Und sorgen Sie dafür, dass Sie immer genügend Nährstoffe (Vitamine, Mineralstoffe, Spurenelemente etc.) mit der Nahrung aufnehmen.

Sonnenbrand behandeln mit Teebaumöl

Direkte Anwendung	Tragen Sie einige Tropfen reines Teebaumöl direkt auf die betroffenen Stellen auf, bis die Beschwerden deutlich nachgelassen haben. Sie können Teebaumöl auch mit etwas Zitronensaft vermischen und dann vorsichtig auf die gereizte Haut geben.
After-sun-Lotion	Einige Apotheken und Reformhäuser führen inzwischen teebaumölhaltige After-sun-Lotionen. Damit reiben Sie den ganzen Körper ein. Sie können aber auch einem beliebigen After-sun-Präparat einige Tropfen Teebaumöl hinzufügen: Auf 1 Esslöffel Lotion träufeln Sie etwa 5 bis 7 Tropfen Teebaumöl.
Salbe	Bestreichen Sie die betroffenen Hautstellen 2- bis 3-mal am Tag mit einer Teebaumölsalbe.

Soor behandeln mit Teebaumöl

Salbe	Tragen Sie auf die betroffenen Hautstellen morgens und abends eine Teebaumölsalbe auf.
Vollbad	Nehmen Sie täglich ein Bad von etwa 5 bis 10 Minuten Dauer, dem Sie 8 bis 10 Tropfen reines Teebaumöl zugefügt haben. Da häufiges Baden die Haut austrocknen kann, sollten Sie sich während der Behandlungszeit immer ausreichend mit einer Feuchtigkeitslotion eincremen.
Sitzbad	Wenn der Genitalbereich von Soor betroffen ist, haben sich Sitzbäder bewährt. Geben Sie 8 bis 10 Tropfen reines Teebaumöl in eine Schüssel oder eine Sitzbadewanne mit warmem Wasser, und nehmen Sie 5 bis 10 Minuten lang ein Sitzbad.

Verstauchung

Was versteht man darunter?

Wenn die Bänder, die die einzelnen Gelenke an ihren jeweiligen Orten halten und sichern, zu stark gedehnt werden, spricht man von einer Verstauchung. Häufig sind die Knie- und Fußgelenke von Verstauchungen betroffen, so etwa, wenn man stürzt oder mit dem Fuß umknickt. Verstauchungen gehen mit Schwellungen des Gelenks und mit Blutergüssen einher und können sehr schmerzhaft sein. Außerdem schränken die Symptome, je nachdem, welches Gelenk betroffen ist, massiv die Bewegung ein. Abgesehen von äußeren Ursachen kann die Neigung zu Verstauchungen auch durch eine einseitige Muskelentwicklung begünstigt werden, wie sie mit der Ausübung von bestimmten Sportarten (z. B. Tennis) einhergeht.

Unser Tip

Erste Hilfe bei starkem Anschwellen leisten kaltes Wasser oder eine Eispackung.
Achten Sie darauf, dass Sie Ihr verstauchtes Gelenk schonen, und beginnen Sie dann mit leichten Übungen, um die übliche Belastbarkeit wiederherzustellen.

Warzen

Was versteht man darunter?

Warzen können überall am Körper auftreten und verursachen normalerweise keine Schmerzen. Nur dann, wenn sie an den Handinnenflächen oder der Fußunterseite auftreten oder aufgekratzt werden, können sie schmerzhaft sein. Bei Warzen handelt es sich um erhabene Knotenbildungen auf der Haut mit einer rauhen Oberflächenstruktur, die, wenn sie nicht behandelt werden, immer größer werden. Warzen können über direkten Hautkontakt durch Warzenviren übertragen werden. Wenn sich innerhalb von einigen Monaten die Warzen ausbreiten, oder wenn sie am Penis oder den Schamlippen auftreten, sollten Sie den Hautarzt aufsuchen.

Unser Tip

Achten Sie bei der Körperpflege darauf, dass Sie Warzen aussparen, um mögliche Infektionen auszuschließen! Vermeiden Sie außerdem das Aufkratzen oder Wegschneiden von Warzen, da die Gefahr der Infektion besteht.

Verstauchung behandeln mit Teebaumöl

Verband	Tränken Sie einen Verband mit reinem Teebaumöl, und wickeln Sie ihn um die betroffene Stelle. Achten Sie jedoch darauf, dass der Umschlag nicht zu fest anliegt. Nach etwa 8 Stunden sollten Sie den Verband erneut mit Teebaumöl beträufeln.
Lotion	Vermischen Sie 100 Milliliter Oliven-, Mandel- oder Avocadoöl mit 20 Tropfen reinem Teebaumöl. Füllen Sie die Lotion in eine dunkle Flasche, die Sie vor Gebrauch schütteln sollten. Massieren Sie die schmerzenden Stellen mehrmals täglich sanft damit.
Direkte Anwendung	Tragen Sie direkt auf die Verletzung ein paar Tropfen reines Teebaumöl auf. Führen Sie die Behandlung täglich mindestens 2- bis 3-mal durch und zwar solange, bis die Symptome abgeklungen sind.

Warzen behandeln mit Teebaumöl

Direkte Anwendung	Weil Teebaumöl sich bei der Behandlung von Virusinfektionen besonders bewährt hat, zeigt die Anwendung von Teebaumöl auch bei Warzen immer wieder gute Erfolge. Es kann bis in tiefer liegendes Gewebe vordringen und wirkt – anders als viele künstlich hergestellte Präparate – zur Bekämpfung von Warzen zudem sanft und schonend, ohne die Haut selbst in Mitleidenschaft zu ziehen. Reiben Sie die Warze immer wieder mit einigen Tropfen reinem Teebaumöl ein, bis sie verschwunden ist. Stellen Sie sich aber darauf ein, dass die Behandlung einige Zeit in Anspruch nimmt, denn die Entfernung von Warzen kann sehr langwierig sein.

Windelausschlag

Was versteht man darunter?

Windelausschlag gehört zu den häufigsten Hautreizungen bei Säuglingen. Tatsächlich lässt er sich, trotz größter Vorsichtsmaßnahmen und Pflege, kaum vermeiden. Denn die zarte Haut wird durch die Bestandteile von Urin und Kot so gereizt und strapaziert, dass sie sich meistens früher oder später mit einem rötlichen Ausschlag zur Wehr setzt: Die Haut wird wund, und es können sich Bläschen bilden. Durch Bakterien aus dem Kot kann sich der Windelausschlag auch auf die Gesäßbacken, den vorderen Genital- und Leistenbereich ausbreiten. Normalerweise vergeht der Windelausschlag nach ein paar Wochen von selbst wieder.

Unser Tip

Halten Sie die Haut Ihres Babys so trocken wie möglich! Wechseln Sie die Windeln bei Windelausschlag regelmäßig, und tragen Sie zusätzlich eine wasserabstoßende, beruhigende Creme auf, um Hautreizungen zu vermeiden.

Windpocken

Was versteht man darunter?

Windpocken werden durch Viren (Varizellenviren) ausgelöst und gelten als typische Kinderkrankheit. Aber auch Erwachsene können sich – wenn sie bis dahin noch nie an Windpocken erkrankt waren – durch eine Tröpfcheninfektion anstecken. Windpocken äußern sich durch einen juckenden Hautausschlag, wobei überall am Körper umränderte Wasserbläschen entstehen. Besonders gefürchtet ist die Bläschenbildung im Gesicht, vor allem im Ohren- und Augenbereich. Manchmal wird die Krankheit von Fieber begleitet, das jedoch nach einigen Tagen wieder abklingt. Der Ausschlag selbst ist völlig harmlos und vergeht nach etwa zehn Tagen wieder. Durch den starken Juckreiz können die Bläschen jedoch aufplatzen, sich entzünden und später Narben hinterlassen.

Unser Tip

Beugen Sie möglichen Entzündungen der Bläschen vor, indem Sie den Juckreiz mit einem Puder lindern. Regelmäßiges Pudern fördert außerdem auch das Austrocknen der Bläschen und beschleunigt den Abheilungsprozess.

Windelausschlag behandeln mit Teebaumöl

Creme	Fügen Sie der Babypflegecreme Teebaumöl zu. Auf etwa 1 Teelöffel Creme kommt 1 Tropfen reines Teebaumöl. Tragen Sie diese Crememischung immer nach dem Wechseln der Windeln auf.
Vollbad	Um einen erneuten Ausschlag zu vermeiden, können Sie dem Badewasser regelmäßig eine Mischung von Pflanzenöl wie etwa Mandel-, Jojoba- oder Olivenöl und reinem Teebaumöl zusetzen. Dabei sollte das Mischungsverhältnis bei Babys unter 18 Monaten 1 Tropfen reines Teebaumöl auf 1 Teelöffel Pflanzenöl, bei Kleinkindern über 18 Monate etwa 3 Tropfen reines Teebaumöl pro Teelöffel Pflanzenöl betragen.

Windpocken behandeln mit Teebaumöl

Vollbad	Wenn das Kind kein sehr hohes Fieber, sondern nur erhöhte Temperatur hat, sollte es täglich ein Bad von etwa 5 Minuten Dauer nehmen, dem 8 bis 10 Tropfen reines Teebaumöl zugefügt wurden. Kinder (und Erwachsene) mit extrem trockener Haut sollten allerdings nur etwa alle 2 Tage baden, weil warme Vollbäder der Haut die Feuchtigkeit entziehen.
Aromatherapie	Eine Aromatherapie mit Teebaumöl verringert die Ansteckungsgefahr für die Angehörigen und fördert den Heilungsprozess des Kranken. Stellen Sie im Krankenzimmer eine Duftlampe oder eine Schale mit dampfend heißem Wasser auf, dem Sie einige Tropfen reines Teebaumöl beigegeben haben. Wenn das Wasser verdunstet ist, wiederholen Sie den Vorgang.

Zahnbelag

Was versteht man darunter?

Zahnbelag ist die Hauptursache für Karies und Zahnfleischentzündung. Deshalb sollte er möglichst schnell und vollständig, also am besten nach jeder Mahlzeit, beseitigt werden. Zahnbelag besteht aus Speichel, Bakterien und Nahrungsresten und bildet sich vorwiegend am Saum zwischen Zahn und Zahnfleisch. Ist das Zahnfleisch bereits erkrankt, entsteht der Zahnbelag noch schneller. Grundsätzlich gilt: Der Zahnbelag sollte mindestens zweimal am Tag durch Zähneputzen entfernt werden!

Unser Tip

Wer zu Karies und Zahnfleischentzündungen neigt, sollte auf seine Ernährung achten.
Die Vitamine A, C und D, aber auch Kalzium, Phosphor, Fluor und Zink sind für gesunde Zähne wichtig. Rauchen und der Genuss von Tee beschleunigen die Entstehung von Zahnbelag.

Zahnfleisch-entzündung

Was versteht man darunter?

Meistens sind Bakterien die Ursache für Erkrankungen der Zähne oder des Zahnfleisches. Zahnfleischentzündungen (Gingivitis) entstehen in erster Linie durch Zahnbelag und können chronisch werden. Dann spricht man von Paradontitis bzw. Paradontose. Zahnfleischbluten ist fast immer ein Anzeichen für eine Zahnfleischentzündung. Außerdem ist das Zahnfleisch – besonders beim Zähneputzen – schmerzempfindlich. Später entwickeln sich zwischen dem Zahnfleisch und den Zähnen infizierte Taschen, die dann sofort therapiert werden müssen. Bei einer unbehandelten Zahnfleischentzündung bildet sich das Zahnfleisch schließlich zurück, sodass im Endstadium Zähne ausfallen können.

Unser Tip

Mundspülungen mit 2,5-prozentigem Salbeiöl mildern die Entzündung. Spülen Sie nach dem Zähneputzen den Mund damit aus. Die beste Prophylaxe gegen Zahnfleischentzündung ist eine sorgfältige Mundhygiene. Dazu gehören regelmäßiges Zähneputzen sowie das Verwenden von Zahnseide.

Zahnbelag behandeln mit Teebaumöl

Mundspülung	Weil Teebaumöl wasserunlöslich ist, benötigen Sie für die Mundspülung einen Emulgator. Lösen Sie deshalb 3 bis 5 Tropfen reines Teebaumöl in 1 Esslöffel Milch auf, und verdünnen Sie die Milch mit warmem Wasser, bis ein Glas voll ist. Es empfiehlt sich, regelmäßig 1- bis 2-mal am Tag, am besten unmittelbar nach dem Zähneputzen, mit der Mixtur den Mund gründlich auszuspülen.
Teebaumöl-zahnpasta	Putzen Sie Ihre Zähne regelmäßig mit Teebaumöl-zahnpasta. Sie ist gebrauchsfertig in Apotheken und Reformhäusern erhältlich.

Zahnfleischentzündung behandeln mit Teebaumöl

Direkte Anwendung	Reiben Sie die infizierten Stellen mehrmals täglich vorsichtig mit einigen Tropfen reinem Teebaumöl ein. Dabei sollten Sie darauf achten, nichts von dem Teebaumöl hinunterzuschlucken.
Mundspülung	Nicht nur bei Zahnbelag, sondern auch bei akuten Zahnfleischentzündungen und ebenso zur Vorbeugung haben sich Mundspülungen mit Teebaumöl bewährt. Lösen Sie 3 bis 5 Tropfen reines Teebaumöl in 1 Esslöffel Milch auf, und füllen Sie die Milch anschließend mit warmem Wasser auf, bis ein Glas voll ist. Spülen Sie regelmäßig 1- bis 2-mal täglich, am besten unmittelbar nach dem Zähneputzen, den Mund aus.
Teebaumöl-zahnpasta	Putzen Sie Ihre Zähne regelmäßig mit Teebaumöl-zahnpasta, die Sie in der Apotheke oder im Reformhaus bekommen.

Fertigpräparate auf Teebaumölbasis erhalten Sie u.a. bei folgenden Firmen:

Brigitte Häberle & Co.
Johannessstraße 118
73614 Schorndorf

Primavera
87477 Sulzberg
Fax: 0 83 76/8 08 92

Paul Schrader & Co.
Gutenbergstraße 7
28844 Weyhe bei Bremen

BERA Naturprodukte
Porssenweg 9
48429 Rheine

CMD Naturkosmetik
Bohlweg 1
38729 Luther am Bbge.

BIO–DIÄT–BERLIN
Selerweg 43–45
12169 Berlin

ALVA Umweltschonende Produkte
Mindener Straße 63
49084 Osnabrück

TEA TREE AUSTRALIA
Gärtnerweg 2
A–5061 Elsbethen

Amyris
Weinstraße 22
74343 Sachsenheim

Tabor-Abfüllservice
(Schweiz)
CH–9607 Mosnang

Neumond–Düfte der Natur
Mühlfelder Straße 70
82211 Herrsching

Werner & Winkler.
64546 Mörfelden-Walldorf
Fax: 0 61 05/7 45 60

Calendula–Nativ
Frischpflanzen–Kosmetik
Frankendomstraße 90
97944 Boxberg/Wölchingen

Australien Import Traders
Barber & Baldwin GmbH
Siplingerstraße 28
87257 Sonthofen-Rieden

Spinnrad GmbH
Am Luftschacht 3A
45886 Gelsenkirchen

Handelskontor Geier
Vertrieb von Naturprodukten
Im Hasengrund 12

Melaleuka GmbH
Luisenstraße 17
66125 Saarbrücken

ATLANTIS Michael Hellwig
Hans-Thoma-Straße 7
88630 Pfullendorf

Über die Autorin

Dr. Nicole Schaenzler studierte Germanistik und Psychologie. Sie ist Chefredakteurin einer Zeitschrift im Foodbereich. Ihr Interesse gilt der Ernährung, Krankheitsvorbeugung, Psychosomatik und den alternativen Therapien.

Anmerkung der Redaktion

Sie haben es sicher gemerkt, dass wir diesem Buch die neuen amtlichen Rechtschreibregeln zu Grunde/zugrunde gelegt haben.

Hinweis

Das vorliegende Buch ist sorgfältig erarbeitet worden. Dennoch erfolgen alle Angaben ohne Gewähr. Weder Autorin noch Verlag können für eventuelle Nachteile oder Schäden, die aus den im Buch gemachten praktischen Hinweisen resultieren, eine Haftung übernehmen.

Literatur

Bulla, Gisela: Natürliche Heilung durch Aromatherapie. Südwest Verlag. 2. Auflage, München 1996
Cernaj, J.: Gesund und schön durch Enzyme. Südwest Verlag. 2. Auflage, München 1996
Kluge, Heidelore: Durch Teebaumöl gesund und schön. Südwest Verlag. 13. Auflage, München 1997
Kluge, Heidelore: Heilkräuter aus der Apotheke. Südwest Verlag. München 1995
Kluge, Heidelore: Natürlich heilen und pflegen mit Teebaumöl. Südwest Verlag. 3. Auflage, München 1997
Olsen, Cynthia: Die Teebaumöl-Hausapotheke. Windpferd Verlag. Aitrang 1994
Wolf, Peter: Die kleinste Hausapotheke der Welt: Teebaumöl. Taosis Verlag. Lemgo 1995

Bildnachweis

Mauritius, Mittenwald: 42 (Cash); Low Tim, Australien: 2; Neumond Düfte der Natur GmbH, Herrsching: 20; Transglobe, Hamburg: 7, 9 (Pawel Kanicki), 14 (Dr. I. Blume-Firla), 22 (Power Stock), 34 (Madmoiselle)

Impressum

© 1997 Südwest Verlag GmbH & Co. KG, München

Alle Rechte vorbehalten
Nachdruck – auch auszugsweise
– nur mit Genehmigung des Verlages.

Redaktion: Constanze Lüdicke

Projektleitung: Susanne Garte

Redaktionsleitung und medizinische Fachberatung: Dr. med. Christiane Lentz

Bildredaktion: Ute Schoenenburg

Produktion: Manfred Metzger

Umschlag: Till Eiden

Layout: Klaus Lutsch

Satz/DTP: Mihriye Yücel

Printed in Italy

Gedruckt auf chlor- und säuretreiem Papier

ISBN 3-517-01994-1

Persönliche Notizen